Bobagens Aleatórias

Editora Appris Ltda.
1.ª Edição - Copyright© 2022 do autor
Direitos de Edição Reservados à Editora Appris Ltda.

Nenhuma parte desta obra poderá ser utilizada indevidamente, sem estar de acordo com a Lei nº 9.610/98. Se incorreções forem encontradas, serão de exclusiva responsabilidade de seus organizadores. Foi realizado o Depósito Legal na Fundação Biblioteca Nacional, de acordo com as Leis nos 10.994, de 14/12/2004, e 12.192, de 14/01/2010.

Catalogação na Fonte
Elaborado por: Josefina A. S. Guedes
Bibliotecária CRB 9/870

B866b 2022	Broitman, Iosef Bobagens aleatórias / Iosef Broitman. 1. ed. - Curitiba : Appris, 2022. 115 p. ; 21 cm. ISBN 978-65-250-3551-2 1. Crônicas brasileiras. 2. Humor na literatura. I. Título. II. Série. CDD - 869.3

Appris editora

Editora e Livraria Appris Ltda.
Av. Manoel Ribas, 2265 – Mercês
Curitiba/PR – CEP: 80810-002
Tel. (41) 3156 - 4731
www.editoraappris.com.br

Printed in Brazil
Impresso no Brasil

IOSEF BROITMAN

BOBAGENS ALEATÓRIAS

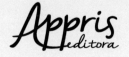

FICHA TÉCNICA

EDITORIAL	Augusto Vidal de Andrade Coelho
	Sara C. de Andrade Coelho
COMITÊ EDITORIAL	Marli Caetano
	Andréa Barbosa Gouveia (UFPR)
	Jacques de Lima Ferreira (UP)
	Marilda Aparecida Behrens (PUCPR)
	Ana El Achkar (UNIVERSO/RJ)
	Conrado Moreira Mendes (PUC-MG)
	Eliete Correia dos Santos (UEPB)
	Fabiano Santos (UERJ/IESP)
	Francinete Fernandes de Sousa (UEPB)
	Francisco Carlos Duarte (PUCPR)
	Francisco de Assis (Fiam-Faam, SP, Brasil)
	Juliana Reichert Assunção Tonelli (UEL)
	Maria Aparecida Barbosa (USP)
	Maria Helena Zamora (PUC-Rio)
	Maria Margarida de Andrade (Umack)
	Roque Ismael da Costa Güllich (UFFS)
	Toni Reis (UFPR)
	Valdomiro de Oliveira (UFPR)
	Valério Brusamolin (IFPR)
SUPERVISOR DA PRODUÇÃO	Renata Cristina Lopes Miccelli
ASSESSORIA EDITORIAL	Manuella Marquetti
PRODUÇÃO EDITORIAL	Bruna Holmen
DIAGRAMAÇÃO	Bruno Ferreira Nascimento
CAPA	Eneo Lage

Dedico estas crônicas para o amor da minha vida, a mulher que sempre esteve ao meu lado e me apoiou em todo o caótico processo.

SUMÁRIO

Alcoolismo cenográfico 9

TOC, TOC, TOC 11

Bravo!... 13

Sabedoria peniana.. 15

Passando vergonha 17

O que você faz mesmo?... 19

A perigosa primeira fatia.. 21

Tô de ressaca.. 23

Corre que tem promoção 26

Bendita preguiça 28

Decolar aqui vou eu 30

Kar-ney-rap-BBB... 33

Protocolos aeronáuticos... 35

Lorenzetti, a minha sina 38

Nada do que foi será.. 40

O desgraçado bon-vivant 42

Toma mais uma, vai, confia...................................... 44

Diálogos, piadas? Piadas, diálogos?.............................. 46

Baile de máscaras... 48

Perdão, seu guarda 50

Navegar é preciso?.. 52

De leão ao popozão 54

O segredo do Triângulo das Bermudas........................... 56

Plantonista glamouroso 58

Já não se fazem mais duelos como antigamente 61

A velha maçã. 63

Você teria um Putin com chantily? 65

Hermès ou Cartier, eis a questão? 67

Abunda pra ver o que é bom. 69

Do topete ao careca 71

Santa química. 73

Reino Unido do Brasil. 75

Moisés alucinado. 77

Dale, Rio de Janeiro! 79

O alter ego esquizofrênico do roteirista. 82

Em forma de supercabeça 85

O país dos frasistas 88

Velho ridículo 90

O imbecil subiu na balança 92

O burro com opinião 94

Duas aquém do ideal 96

Opção pelo riso 98

O protético e ereto exército brasileiro 100

Lá vem água 102

Ronca alto, bebe muito e tem banco de couro 105

Anota na hora. 108

Dinossauro com corpinho de atleta. 110

Muleta é o escambau 112

Tosa & banho 114

Alcoolismo cenográfico

Sempre tive fama de bebedor contumaz entre os amigos, daqueles que derrubam garrafa de uísque em dia inspirado, com mais uma meia dúzia de cervejas para equilibrar o pH. Faço isso ao longo de infinitas horas de um fim de semana, mas fico ruim, embaralho o pensamento, tenho ressaca braba e sempre me arrependo no dia seguinte. Normal, acredito.

O problema é o que tenho visto em filmes e séries na TV, em que o elenco bebe desde a hora que acorda até a noitada, tendo atravessado penoso dia de trabalho com compromissos inadiáveis para a manhã seguinte. Isso tudo com corpos esculturais, disposição galopante e bom humor nas alturas. Fala sério!

Tenho gargalhado com essa extravagância descabida especialmente em *Verdades Secretas II*, nova minissérie da Globo, que vai merecer uma vasta gama de comentários em outras ocasiões. Café da manhã com *drink*, uisquinho entre uma reunião e outra, champanhe para comemorar qualquer notícia e cigarro em quantidade para dar inveja à tabacaria francesa. É essa a rotina dos personagens.

Quer cair na esbórnia numa sexta-feira e acordar no sábado destruído? Conte com a minha parceria! Só não me chame para fazer uma sessão de fotos às oito da manhã, ainda mais se for para esperar jovialidade e beleza, trunfos fundamentais para a carreira de modelo. Mas não é bem assim na agência de modelos da série, onde todo mundo rala o dia inteiro e faz bico de puta varando a madrugada.

Outro detalhe curioso são as fartas doses do destilado escocês servidas sempre sem uma mísera pedrinha de gelo e sem uma caretinha sequer. Adoro uísque, bebo semanalmente e degusto cada gole que dou diluído em generosa quantidade de pedras de gelo, mas nunca deixo de dar uma leve alongada no masseter. Não tem como!

E as barrigas definidas do pessoal, com gomo até a região pubiana? É uma coisa ou outra, ou você corre atrás do tanquinho ou aceita ao menos uma leve dilatação da pança. Não precisa ficar com aquele barrigão de alcóolatra no fim de linha, mas não adianta que definição no músculo não vai rolar. Algumas estimativas apontam que uma garrafa do néctar escocês tem mais de duas mil calorias! Isso mesmo. Querendo tentar uma dieta essencialmente alcóolica, sem nenhuma partícula sólida, talvez até consiga ficar magrinho, mas vai acabar sete palmos abaixo da terra até o fim do ano.

Falei tanto de bebida que acabei ficando com sede. Dá licença que vou preparar uma dose pra mim e assistir a mais um capítulo de *Alcóolatras Secretos II* com a tranquilidade de quem sabe que o próprio alcoolismo é café com leite para os padrões televisivos. Com ou sem gelo, eis a questão?

TOC, TOC, TOC

Qual é a diferença exata entre o transtorno obsessivo e uma mera organização? Questiono frequentemente se meus hábitos ultrapassam a sútil barreira de uma pessoa organizada ou se sou apenas bastante meticuloso com os detalhes. Manter o guarda-roupa alinhado não pode ser considerado exagero, correto? Mas não deixar em hipótese alguma sandália de dedo de cabeça pra baixo também não é preocupação de gente normal.

Simplesmente não consigo ver a porcaria do chinelo do lado contrário. Alguém vai morrer em algum lugar, não tenho a menor dúvida! Ponto para o TOC. Verificar se torneiras estão devidamente fechadas e se portas foram trancadas dá margem a dúvidas, pois o primeiro implica desperdício de um bem natural em esgotamento e o outro riscos para a segurança da família.

A questão reside em conferir três vezes se os itens estavam em desordem. Dá pra forçar um empate técnico e livrar meu pescoço de uma nova vitória para o transtorno, embora saiba que estou caminhando a passos largos para me enquadrar como paranoico. E as roupas largadas do lado avesso após usadas uma única vez? Não suporto ver minha calça jeans toda revirada largada no chão do quarto. Vou lá, desviro a peça de roupa, dobro-a simetricamente e devolvo para o seu devido lugar. Coluna do meio?

Eu me incomodar em ver pasta de dente vazia na parte da frente e lotada no fundo do tubo também não me torna um doente, mas acredito que me coloque mais um degrau próximo a um sociopata. Vire e mexe, pego e empurro todo o excesso traseiro para o início do tubo, deixando perfeitamente alongada na parte anterior. Dá pra colocar na categoria de excesso de zelo?

Mas é na mania de lavar as mãos diversas vezes por dia que percebo que estou cruzando a linha da normalidade e acelerando forte em direção ao grupo dos maníacos. Poderia até tentar justificar o ato com o hábil discurso da higiene, mas sei que isso cai por terra à medida que não hesito em comer um biscoito caído no chão, sem qualquer cerimônia.

Há ainda todas aquelas categorias que habitam um ambiente nebuloso em que se encontram as superstições e os transtornos obsessivos. Cruzar com gato preto? Nem pensar! Passar embaixo de escada? Deus me livre! Ainda corto as unhas sempre iniciando na mão e pé direitos.

Pensando melhor agora, não foi muito boa a ideia de colocar por escrito essa leve reflexão acerca dos meus discutíveis hábitos. A sorte é que escondo tudo isso com relativa maestria e passo ao mundo a ideia de normalidade. Mas que a sandália de cabeça pra baixo me corrói e afronta minha sanidade, disso não há a menor dúvida!

Bravo!

Depois de meses de hesitação encarando aquela imagem de um careca com a luz solar atrás de sua cabeça, finalmente decidi conferir se valia a pena averiguar o produto. Acionei o ícone luminoso no meu canal por assinatura e iniciei minha peregrinação por *Curb Your Enthusiasm*, série criada e estrelada pelo genial Larry David.

A vinculação foi imediata e comecei a assistir a mais de dois episódios por dia, só não vendo mais para não acabar em menos de um mês as onze temporadas do meu mais novo prazer televisivo. David é simplesmente uma sumidade. Engraçado naturalmente, ele extrai humor das coisas mais banais que se possa imaginar.

O texto é de uma simplicidade assombrosa, o que na verdade expõe toda a sofisticação e a inteligência escondidas em cada gesto e fala dos personagens. Tem parentesco de primeiro grau com *Seinfeld*, o que não espanta, afinal ele é cocriador da série homônima, por sinal uma das comédias de maior prestígio do gênero.

O curioso é que depois de alguns capítulos comecei a nutrir um sentimento confuso, espécie de angústia com muitas risadas, algo bastante ambivalente mesmo, quase um amor e ódio pela mesma pessoa. Não demorei mais três outros episódios para diagnosticar o que realmente estava sentindo.

Era clara a diferença de uma mesma piada contada por um profissional e por um adolescente. Enquanto o primeiro é capaz de nos fazer rolar de rir, o último até pode conseguir extrair umas risadas, mas não consegue dar o mesmo acabamento ao material. Ficam umas arestas mal resolvidas, como se fosse um móvel esculpido por um carpinteiro de segunda linha, em que uma gaveta pode parecer perfeita, mas sempre entra agarrando quando tentamos fechar.

David escancarara de forma avassaladora a minha incapacidade de produzir um texto com a mesma elegância e comicidade que os que parece fazer tirando uma soneca durante um diálogo e outro. O que parecia ser angústia era na verdade uma tremenda inveja de suas habilidades geniais, uma frustração por não alcançar patamar tão elevado nas minhas escritas.

Não joguei a toalha e fui assistir a uma compilação dos melhores momentos de um *stand-up comedy* do ano passado. O programa começava logo com Jerry Seinfeld, na minha opinião o melhor comediante vivo dos EUA, e perpassava por vários outros símbolos da comédia norte-americana.

Percebi que só gargalhei com o primeiro show, dando tímidas risadas com os demais apresentadores, o que foi de certa forma um alívio, pois se até os melhores do gênero, aqueles que lotam teatros de vários andares, apresentam quadros bastante medianos, quem seria eu para reclamar de alguma coisa.

Se escrever bem já é trabalho árduo pra caramba, fazer humor é pior que os 12 trabalhos de Hércules. Não tenho frase engraçadinha pra finalizar o texto de hoje, só resta uma boa dose de resignação e me render aos encantos e à inteligência de Larry David. Palmas para esse fenômeno da comédia. Palmas de pé!

Sabedoria
peniana

Em algum momento da vida, todo homem já ouviu de alguém que deveria parar de pensar com a cabeça de baixo. O conselho é uma espécie de orientação para deixar de ser irracional, instintivo, e começar a agir com a razão. Tudo certo, nada de absurdo em desejar que o pensamento seja ordenado. Mas será que a tal segunda cabeça é tão estúpida assim?

Toda vez que ela resolve te orientar é por uma causa merecedora, nunca por um alarme falso. Alguma vez você já viu o seu colega central iniciar o processo de decolagem em vão? Nunca aconteceu e se dependesse dele nunca aconteceria. Ele tá lá, reunindo energias, descansando quando não é convocado para despertar em toda a sua plenitude nos casos necessários, até que é acionado e veste sua armadura de combate.

É como se ele fosse um radar de última geração, que sabe como ninguém fazer uma leitura do cenário, mesmo estando abafado por algumas camadas de roupa. Enxerga melhor que nossos próprios olhos e emite um sinal transparente para seguirmos em frente. É o microchip da cabeça, que só pode ser coisa de japonês, que guia os homens com a mesma precisão que um veículo aéreo não tripulado, aqueles aviõezinhos usados hoje em dia para as guerras cirúrgicas.

Só que a cabeça de baixo vai muito além e mostra ter tecnologia futurística. Querem saber como isso funciona? Da mesma forma que avisa a hora de atacar, ela também alerta o momento em que é para nos afastarmos do alvo erradamente indicado e irmos para casa. Não é nunca culpa do nosso amigo da linha do Equador se a missão não dá certo dali pra frente. O recado foi enviado para a Central de Inteligência, mas o nosso sangue por guerra nos leva sozinhos à derrota na batalha.

São situações extremas em que o terreno está completamente minado e não existe mais chance de êxito. É o dia em que você bebeu às duas da tarde, já são quatro da manhã e o seu organismo está absolutamente debilitado. Tudo roda e a vontade de fazer xixi acontece a cada dois minutos e meio. É nessa hora que o microchip entra em ação e manda a seguinte mensagem:

— Alfa Um Eagle Charlie para Papa Dois Condor Beta, abortar missão. Repito: abortar missão.

— O alvo já está posicionado, não posso abortar. Repito, não posso abortar — responde o teimoso soldado.

— Missão em eminente fracasso. Possíveis baixas civis. Retorne imediatamente à base — insiste.

Barulho de explosões seguem à tenebrosa cena e os efeitos colaterais são sentidos semanas depois do terrível incidente. Está aí, quanta desordem e quantas tragédias não seriam evitadas se déssemos um pouquinho mais de valor ao peculiar raciocínio do nosso avançado microchip. É como diz o ditado: mais valem duas cabeças pensando do que uma só.

PASSANDO
VERGONHA

Andei pensando nos últimos dias a respeito de uma velha máxima, que não chega a ser exatamente uma máxima, que versa sobre a vergonha que um artista várias vezes nutre sobre a própria obra. Já li em algum lugar que Woody Allen não costuma ver os próprios filmes e que muitos autores se questionam infinitamente sobre seu trabalho.

A questão passou a rondar minha cabeça no momento em que comecei a cultivar a ideia de publicar meus textos. Quando escrevia em jornal, não sofria essa aflição, já que ali existia uma espécie de divisão de responsabilidades com dezenas de outros jornalistas da redação. Eu era um mero colaborador de um espaço em que tinha muita gente participando do produto final. Minha responsabilidade ficava diluída e não pesava sobre mim essa preocupação.

Extrapolei a tal máxima e comecei a refletir sobre a importância desse constrangimento na elaboração de um trabalho qualquer. Se um ministro do STF soubesse que as suas resoluções seriam publicadas na *Veja*, tenho certeza de que aposentaria aquele português empolado, absolutamente desnecessário e pedante. "Verifica-se na leitura do acórdão do HC 47663, [...] que a aplicação da súmula 2 está obstada pelo artigo 95 [...]. Em decisão monocrática exarada [...]". Exarada, obstada, monocrática? Que porra é essa?

Monocrática até é deduzível, obstada dá mais trabalho, mas também desce, e exarada? Confesso que tive que checar o pai dos burros. Não dava para ter escrito que "a aplicação da súmula foi bloqueada em decisão individual publicada"? Se a mais alta corte do país escreve assim, imaginem como são os boletins de ocorrência de uma delegacia.

Tive o infortúnio, em minhas peripécias como jornalista, de ter de cobrir a editoria de polícia. Fiz isso numa época pré- -Delegacia Legal, que foi quando uniformizaram e digitalizaram as delegacias. Eram textos incompreensíveis, cheios de rasura e batidos à máquina de escrever. Pareciam uma linguagem cifrada, um aramaico, que talvez nem Robert Langdon conseguisse decifrar.

Mas se isso era uma realidade nas delegacias trinta anos atrás, ainda hoje vale para um sem número de profissionais. Advogado, médico e amigo de grupo de WhatsApp — talvez o pior de todos — estão lá juntinhos, vivendo no anonimato e largando aquele português terrível a torto e a direito. "Vc tb vm fds"! Oi? Será que demora muito pra escrever no celular "Você também vem no fim de semana?"? O aplicativo tem até corretor ortográfico que dá aquela força completando as lacunas e acertando alguns erros. É pedir demais que uma pergunta venha com interrogação? Não tô nem preocupado com vírgula, prefiro que pequem por falta que por excesso.

Acho que podiam criar um concurso anual com as cem piores peças produzidos ao longo do ano, reservar horário no espaço nobre da TV, colocar o Bonner com a Ana Maria Braga apresentando e anunciar os vencedores da temporada. Tenho certeza que um constrangimento ia dar uma sacudida nas pessoas. Dá licença que hoje é sábado e preciso pegar meu decodificador de WhatsApp que o aplicativo tá bombando. "Vlw Lol Tbt Bj".

O QUE VOCÊ FAZ MESMO?

Pode até parecer implicância, mas se reparar bem, nove em cada dez conversas entre pessoas que estão se conhecendo começam com a fatídica pergunta: "O que você faz mesmo?". Isso só pode ser falta de imaginação ou um tipo de curiosidade mórbida para saber o nosso nível social. Essa é geralmente a última questão que vem à minha cabeça.

É como se no cérebro de quem lança o questionário acendesse uma luz verde quando se responde médico, juiz ou empresário (esse é o genro que eu pedi a Deus); uma amarela se a resposta for advogado (fica esperta com esse cara, minha filha); e é melhor nem esperar nenhuma luz se por acaso escorregar da sua boca sem querer um desempregado ou professor de escola pública. Sai logo correndo que essa possível amizade nem vai começar (esse cara não é bom pra você. E ponto final!).

Mas será que não ocorre a ninguém fugir aos estereótipos tradicionais e responder algo absolutamente debochado? Será que uma boa dose de humor não daria um outro rumo, muito mais auspicioso, à conversa, criando inclusive motivos genuínos para se relacionar com o novo personagem? A coisa que tenho vontade de fazer seria mais ou menos assim:

— O que você faz mesmo? — lança o famigerado interlocutor.

— Faço ioga, pilates e adoro ping-pong, mas não considero esse último uma atividade regular — rebateria humoradamente.

— Não, acho que você não entendeu bem a pergunta. Queria saber o que faz pra ganhar a vida — insiste o tenebroso.

— Não considero ter ganhado a vida, em nenhum aspecto, a não ser que o ato da minha concepção tenha esse significado pra você. Nesse caso, devo alguma coisa para minha mãe e um pouquinho para o meu pai — ironizaria.

A pergunta introdutória é tão abrangente, dando margem a tantas coisas, que já pensei várias vezes em mandar na lata do curioso um "faço merda!", que é na verdade o que fiz com mais frequência ao longo das últimas décadas. O nosso trabalho, na minha humilde opinião, é tão residual na composição do que somos, que fico sempre intrigado com a homogeneidade das respostas.

A questão guarda traços preconceituosos e reflete um interesse velado para o que realmente querem saber, mas a etiqueta não permite perguntar, que é quanto você ganha. O número do salário teria um correspondente na disposição para criar uma nova amizade. Quanto mais zeros tiver no seu contracheque, melhores amigos, padrinhos, irmãos que "a vida deu" teríamos chances de angariar. Primos de segundo grau fariam filas na porta da sua casa.

Acho mais divertido ficar aqui, cometendo as minhas asneiras, refletindo sobre o nada e jogando conversa fora. A meia dúzia de gato pingado que ficou na minha vida não se constrange quando abro uma conversa mostrando meu imposto de renda e lançando sem pestanejar que eu tô desempregado, fazendo merda, jogando ping-pong e, quando consigo, ainda vou no pilates uma vez por semana.

A PERIGOSA PRIMEIRA FATIA

É chegada a hora do momento mais delicado do aniversário, sobretudo se for o primeiro que está passando com a namorada nova e ainda existem testes para serem feitos. É a hora do parabéns, com infinitas canções em algumas famílias, até o complicadíssimo "com quem será" (grande destruidor de lares), mas sempre com o mesmo desfecho: a primeira fatia do bolo.

Poucos são os que dimensionam a extensão do problema, mas ele está ali, pronto para acabar com a festa. Como personagem novo na ocasião, você precisa manter a postura, fingir silenciosamente que compreende qualquer situação, que não tem nada demais em não receber o primeiro corte, mas esse singelo ato pode acabar com o futuro casal, com desdobramentos por décadas.

É óbvio que você tem certeza de que o notório "e o primeiro pedaço vai para…" só pode terminar com um glorioso pratinho de plástico em suas mãos, mesmo que tenha pavor de doces repletos de glacê e de outras dezenas de camadas internas e, às vezes, até frutas. Mas é fundamental que receba logo de cara esse mimo e tenha reforçada a convicção de que escolheu a pessoa certa para ter ao seu lado.

O suspense invade o ambiente, a faca avança sobre a torta, vem aquela pausa dramática, a pessoa olha os convidados ao redor da mesa e, quase como num anúncio da entrega de melhor ator do Oscar, você só quer saber do seu prêmio. Afinal, estar ali, no meio daquelas pessoas que ainda por cima estão te avaliando, por si só já seria merecedor da premiação.

Mas eis que a amada resolve, por um átimo de segundo, contemplar a tia avó, uma senhora de noventa anos, que veio especialmente do interior de Minas para a festa e que possivelmente vai receber o fatídico primeiro pedaço pela última vez na vida. É preciso entender o gesto, não é mesmo? Que nada! A raiva toma conta do seu corpo, dá uma reviravolta no seu estômago, mas você jura que vai engolir em seco e não comentar uma palavra sequer sobre o assunto.

Minutos se passam após o maior erro que poderia ter acontecido no evento, ao menos mais três doses de uísque são sorvidas por você em tempo recorde e a sua vontade de perder a compostura avançou consideravelmente. Seus pensamentos agora só se ocupam do assunto. Por que ela fez isso comigo? Qual é a importância eu tenho pra ela? Por que ela não me respeita? Eu seria capaz de fazer o mesmo com ela? O que eu tô fazendo aqui? São questões que se repetem infinitamente na sua cabeça.

Você avança em mais três doses do veneno escocês e agora não tem mais jeito: a tempestade perfeita está formada e a briga está anunciada. Alguns, mais radicais, preferem ir embora sem sequer se despedir de ninguém. Mas a porrada come e ofensas são ditas. A discussão dura bastante, até a aniversariante sabe lá no fundo da importância do macabro primeiro pedaço e do erro cometido. É provável que a paz só volte a reinar na manhã seguinte e durar até o próximo parabéns.

Calma, gente! Tem solução bem simples para acabar de vez com esse problema. É bem simples mesmo: basta passar uma procuração para algum parente próximo, de preferência a própria mãe, para repartir a guloseima. Pronto! Assim se transfere a responsabilidade e o assunto não cria asas. Mas se tiver uma ponta de maldade no coração, também dá para inverter os papéis e você pode chamar a sua cara metade para fatiar o capeta. Agora é ela quem está com a bomba nas mãos. Todo cuidado é pouco.

Tô de ressaca

Muita gente mais velha, principalmente aqueles com os pés nos cinquenta, costuma se lamuriar exageradamente das vantagens dos vinte e poucos, de como era melhor naquela época, da energia infinita, da densidade muscular, enfim, de quase tudo que foi perdido em três décadas. Juro que tenho pouca saudade da maioria disso, mas tem uma coisa que realmente tenho que consentir e que morro de inveja de quem ainda não adentrou nos trinta: como as ressacas eram mais fáceis de encarar!

Nos tempos da faculdade, quando tínhamos aquelas férias sem fim, que duravam um mês no meio do ano e incontáveis três no fim dele, que ia do começo do verão, chegando à semana seguinte ao carnaval, bebia uns cinquenta dias. Vejam bem como cheguei ao resultado, que pode ter parecido um arroubo fanfarrão do autor, mas é facilmente comprovado matematicamente: se o período festivo chegava perto dos cem dias — dezembro, janeiro e fevereiro —, e era comum me esbaldar de quarta em diante, dando refresco para um ainda tenaz e compreensivo fígado apenas três vezes por semana, mais da metade das férias eu passava na esbórnia.

Passava essa enormidade de dias extremamente alcoolizado, mas não tinha tempo ruim pra acordar no dia seguinte, para fazer as atividades físicas mais exigentes. Se era a época das maiores bebedeiras, também era a fase do racha de quarta-feira no campo de grama sintética e de sábado, em grama de verdade. Isso tudo permeado com surf, nos dias de onda boa, que nem precisavam estar tão boas assim. E taca de *shot* de tequila, de dose de uísque e latas incalculáveis de cerveja.

Na pior das hipóteses, uma singela neosaldina resolvia qualquer problema, que quase sempre se resumia a uma leve dor de cabeça. A primeira perda notada aconteceu com meus trinta e poucos, quando ainda insistia em manter o frenético ritmo no fim do ano, abusando mais da metade das minhas férias, que agora se restringiam a um miserável mês. Foi nessa época que passei de uma para duas aspirinas, o que não chega a assustar ninguém. Ainda dava pra surfar e jogar bola com bastante assiduidade.

Foi então que entrei nos quarenta, precisando reformular uma série de coisas. A primeira conclusão era óbvia demais: não dava pra encher a cara mais de três vezes por semana. Depois disso, precisei recalibrar vários itens e incorporar alguns cuidados na rotina. Passei a ter que beber água durante minhas maratonas alcóolicas. Água? Isso mesmo, que absurdo! Com o insípido líquido, ainda foi necessário introduzir uma cápsula de omeprazol para os dias de destilado. Caso não fizesse isso, acho que com a minha queimação estomacal dava para acender um cigarro com uma baforada.

Mas se tudo tivesse parado por aí, não ligaria tanto, até porque um litrinho de água e um remedinho para o estômago não configuram problema maior, não é não? Mas com esses acessórios, veio agora a necessidade de colocar um floratil para regular o intestino e, pasmem, até adesivos de salompas eu tô tendo que espalhar pela lombar e pelo pescoço. Dor muscular por bebedeira eu nem sabia que existia.

Pronto! O que já foi uma medicação esporádica virou um coquetel digno de dar inveja a hipocondríaco. Ainda tomo escondido da minha mulher uns frascos de epocler e, se bobear, encaro até engov. Não demora muito e já coloco chá de boldo na minha dieta.

BOBAGENS ALEATÓRIAS

Dá licença que hoje é segunda-feira e eu preciso urgentemente me curar da ressaca de sábado. Tô morrendo de sono. Acho que vou ter que incorporar os cochilos vespertinos dos idosos na minha rotina. Já era, fiquei velho!

CORRE QUE TEM PROMOÇÃO

A lógica econômica humana parece desafiar os mais simples princípios de qualquer ciência, deixando-me de queixo caído por sua total irracionalidade. É a famosa economia porca, praticada por noventa e nove em cada cem pessoas. É aquela velha história do fulano que economiza vinte centavos para gastar trezentos na mesma situação, segundos depois. Mas não se iludam, todos nós cometemos o mesmo tipo de loucura, só que em ocasiões distintas.

Quem nunca saiu com um amigo que prefere estacionar o carro dois quilômetros distante da festa a pagar cinco reais em vez de vinte no estacionamento dentro do evento? Até aí, vá lá, temos no máximo um sujeito econômico, meio pão-duro talvez, mas nada incompreensível. Só que essa mesma figura é aquela que, ao pisar dentro da boate, comanda ao garçom um combo de vodca Ciroc de 750 mililitros com seis Red Bulls por módicos mil reais. Fez algum sentido essa economia de quinze pratas?

Se o exemplo do combo pode não tocar aos menos afeitos às noitadas, pensem agora nas tradicionais compras de mercado. Esse é um prato cheio quando me dou ao trabalho de ir ao lado da minha mulher encher o carrinho. Na última vez que estive com ela vasculhando as gôndolas em busca dos melhores preços, ganhei um puxão de orelhas porque tive a audácia de pegar seis sabonetes Lux por 1,90 cada em vez de escolher o mesmo pacote, só que Rexona. Sabem o valor do segundo item? 1,60 cada! No total, a economia ficava abaixo de dois reais.

Até aí, vá lá, dá pra pensar o mesmo sobre ela, que deve ser uma pessoa econômica, que quer fazer compras equilibradas, né não? Óbvio que não! Bastou virar a esquina e sair do setor de higiene para ela pegar uma garrafa de azeite trufado de cento e sessenta reais. Nesse mesmo dia, a farra não parou por aí e fui alvejado pelo mesmo raciocínio claudicante mais uma meia dúzia de vezes. Bombril? Vai de Assolam! Sabão de coco Minuano? Tá maluco? Compra o da casa!

Se esse tipo de economia assusta, tem ainda aquele amigo que fica transtornado quando vai comprar dólar pra viajar e se depara com uma variação de cinco centavos para o dia anterior. Será que ele não sabe fazer conta? Será que vai levar um milhão de dólares para passar uma semana com a família na Disney? Gente, cinco centavos em dez mil são quinhentos reais. Só que essa mesma figura não só gasta todos os dólares com as mais sortidas besteiras *made in USA* como ainda torra uma fortuna no cartão, pagando mais de 6% de IOF. Até aí, vá lá.

Tem de tudo nesse mundo quando o assunto tem alguma relação com dinheiro. Tem um subgrupo que eu particularmente acho chatíssimo que é aquele tipo que checa conta de restaurante dezessete vezes e afirma convicto que só bebeu uma coca e por isso vai pagar menos quatorze reais. Faz uma economia irrisória e fica deselegante demais com os outros convidados.

Dá pra listar aqui um número incontável do que eu chamo de esquizofrênicos econômicos, mas é melhor levar na esportiva porque nunca se sabe exatamente qual é a nossa esquizofrenia. Eu, por exemplo, não sei explicar o motivo, mas adoro economizar roupa, chego a usar a mesma camisa três vezes antes de lavar. Com toalha de banho, faço até pior e fico escorrendo no box por uns cinco minutos antes de me secar. Dá pra entender? Até aí...

BENDITA
PREGUIÇA

Todo mundo diz que provavelmente os grandes males humanos sejam a obesidade ou até a pressão alta, seguido de perto por doenças graves, como o câncer. Eu diria que nenhum deles chega perto da preguiça, moléstia que acomete a totalidade da população, sem exceção de classe, cor ou gênero. É isso aí, a população mundial é preguiçosa.

Não é todo mundo que consegue exercer a preguiça, é verdade. Alguns não têm essa oportunidade, trabalham em excesso, não tiram férias ou, pior de tudo, têm filhos pequenos. Fato é que não é por opção, simplesmente não há chance de colocar as pernas para o ar e fazer aquilo que o ser humano faz de melhor: nada!

Pensem comigo e entendam que não se trata de fazer qualquer julgamento a respeito da nossa maior especialidade. Não condeno ninguém por fazer os maiores esforços possíveis para correr para a primeira rede que encontrar. Também estou nesse sonho e faço o que puder para não fazer nada.

Querem ver como tenho razão? O exemplo mais notório é quando somos perguntados sobre o que iremos fazer nas férias. As respostas convergem invariavelmente para o ócio absoluto. As conversas transcorrem sempre muito parecidas, é quase um mantra do vazio máximo:

— Carlão, tá chegando as férias, hein? O que você tá pensando em fazer? — pergunta Marquinho, o primo curioso.

— Marquinho, não vejo a hora de calçar minhas havaianas, colocar o cooler do ladinho da rede, o meu sonzinho na distância do braço, me deitar e ficar um mês sem mover um músculo — responde Carlão.

— É isso aí! Tô contigo! Já avisei minha mulher que nas minhas férias também não quero saber de nada. Em janeiro, vou com ela e as crianças pra Cabo Frio e falei pra família toda: me esqueçam, podem falar pra todo mundo que tô em coma e nem ousem me ligar. Zap nem pensar! — finaliza a conversa o debochado Marquinho.

Para comprovar essa teoria do ócio absoluto, existe ainda a preguiça semimortal, que é gêmea quase siamesa da primeira. A semimortal é a que nos leva a fazer qualquer coisa quando estamos em casa que nos exija o mínimo esforço possível. É ela por exemplo que nos faz assistir a um filme inteiro horroroso só porque o controle remoto está na cabeceira do outro lado da cama. Nem passa pela cabeça rolar para o lado de lá para pegar o controle, é muito mais prazeroso ficar duas horinhas sem se mexer do que ter que fazer esse aviltante esforço.

É ela também que nos leva a jogar os joguinhos mais imbecilizantes que existem, como todos aqueles congêneres do Candy Crush e o próprio. Ninguém quer um jogo que demande muita movimentação ou exija esforço mental, que precise levantar ou apertar botões demais. Nos nossos momentos de ócio não queremos fazer nada, até mastigar deliciosas besteiras nos parece absurdo.

A única coisa que falta para o meu mês de preguiça avassaladora ficar perfeito seria um mecanismo para sorver minhas cervejas sem ter que levantar os braços. Vou fazer o que for, falar com técnicos da Nasa, mover montanhas se preciso, para desenvolver meu dispositivo ociocólico. Definitivamente a gente faz de tudo pra não ter que fazer nada.

Decolar aqui vou eu

É chegado aquele momento que esperávamos havia meses, finalmente chegou a hora de fazer as malas e embarcar rumo à felicidade. A viagem com a família começa amanhã e teremos pela frente os dez melhores dias do mundo. Quem nunca viveu essa experiência e sofreu de ansiedade pelo programa? E quem também nunca esqueceu de todo o tormento que a suposta diversão causa nas nossas vidas?

Se fosse possível colocar na balança, seria provável que as roubadas prevalecessem em qualquer viagem, desde as mais caras e sofisticadas, até os passeios numa pousadinha qualquer num fim de semana. Nas mais refinadas, encaramos logo no primeiro dia o sofrido périplo dos aeroportos, em que precisamos chegar com diversas horas de antecedência — a viagem é às dez da noite, mas o táxi tá marcado para as seis —, as filas surgem de lugares inimagináveis e as malas se multiplicam mais que os pães do menino Jesus.

Passado o caos aeroportuário, teremos pela frente o que costumo chamar de caminho da redenção. Só pode ser considerado algo assim a seguinte dúzia de horas, afinal, o que acontece num avião, deveria ficar num avião. Não existe explicação científica que dê conta da excessiva flatulência gerada pelos seus vizinhos de assento, que também se esbaldam nos microbanheiros da nave. Aliás, chamar aquilo de nave seria uma ofensa. O pessoal da econômica viaja mesmo é numa lata de sardinha voadora, com certa vantagem para as sardinhas, que ficam esticadas na latinha.

BOBAGENS ALEATÓRIAS

Após a purgação máxima na travessia oceânica, deveríamos ser recebidos de braços abertos, celebrados pelos nossos anfitriões e alçados à categoria de heróis. Longe disso, somos jogados na famigerada imigração, em que um guardinha quase sempre mal humorado por estar trabalhando num sábado às seis da manhã adquire o poder fatal de nos mandar de volta ao país natal. Submissos e humilhados ao extremo, respondemos a todas as perguntas como assaltantes que dão esclarecimentos à polícia. Várias vezes me senti igual àqueles bandidos enfileirados sendo reconhecidos pela testemunha.

O pior já passou, não vai ser uma humilhaçãozinha que vai acabar com os próximos dias de puro lazer, agora é só pegar o carro alugado e partir para o abraço. Opa, o carro escolhido por você com todo cuidado e difícil votação familiar não está mais disponível na garagem da locadora, mas eles têm um similar e isso não vai virar um problema, certo? Nunca! O carro é sempre pior do que o que gostaríamos e a opção é ficar com ele mesmo ou dar um upgrade, que vai custar o dobro do planejado.

Deixa isso pra lá, que ninguém viaja preocupado com o carro que vai dirigir, melhor ir rumo ao hotel, que tá todo mundo exausto, imundo e nada melhor que tomar um bom banho e dar uma deitada para começar com o pé direito a semana no paraíso. Família inteira jogada no lobby e a tentativa de fazer check-in antecipado vai por água abaixo na grande maioria das vezes. Mas o que são mais duas horinhas até chegarmos ao quarto?

Depois disso tudo, vêm as reservas dos jantares, que família grande sempre se atrasa, vem a programação cultural, que metade da mesma família detesta e a outra faz questão de ir. "Odeio museu", brada o filho do meio. Há os que preferem ir às compras e aqueles que odeiam shopping center e tem briga todo santo dia, porque ninguém se adequa totalmente ao fuso e os horários viram uma verdadeira babel.

IOSEF BROITMAN

Finalmente a semana de confusão acaba tendo como meta os mesmos desafios do triatlo da ida: aeroporto — avião — imigração (alfândega, no caso da volta). Chegamos em casa mais de vinte horas depois de termos deixado o país visitado, podres, quebrados e com o cartão abarrotado de dívidas em dólares, que tem sempre a pior cotação quando vamos pagar. E o IOF? Esquece isso.

E a surpresa final: todo mundo satisfeito, cheio de lembranças novinhas em folha e infinitas novidades pra contar aos parentes. Fora aquela infinidade de bugigangas desprezíveis que insistimos em mostrar para os amigos como se fossem o último lançamento tecnológico mundial. "Já viu lanterna que também tem canivete", pergunta entusiasmado o filho menor.

Não passa um mês sequer do retorno do caos absoluto e numa singela noite de quarta-feira, assistindo a um filmete qualquer, sua mulher balbucia que tem uma promoção imperdível na Decolar. E a sua resposta? Decolar aqui vou eu!

KAR-NEY-RAP-BBB

Toda década tem o seu quinhão de cafonice, excentricidades e particularidades, disso não há dúvida. Mas parece que esta terceira década recém-iniciada do século XXI não está de bobeira e anda correndo atrás de normatizar o que há de pior rolando por aí. É até difícil escolher um ponto específico para começar, porque tem gente demais se esforçando para entrar pela porta dos fundos no mundo da fama. O que importa é aparecer, com direito as campanhas do tipo #SerDiscretoTôFora.

As Kardashian podem ser um bom ponto de partida, com destaque para Kim e sua boca chupetinha dos anos de 1980. Não satisfeita em adentrar o questionável *hall* dos famosos por meio de um programa no mínimo desnecessário, a moça resolveu implantar uma beiçola digna de dar inveja aos mais beiçudos caciques indígenas. Tava bom parar por aí, né? Agora ela impôs um novo conceito de violão para os contornos femininos, tornando as famosas bundas brasileiras numa espécie de minipochete.

Já o notório ator Ben Affleck exibiu, não faz tanto tempo assim, dois dentes de ouro em seu milionário sorriso. Ao que parece ter sido acompanhado pelo ex-BBB Bambam — esse nem mais tão notório assim —, que também inseriu outro dia um dente do mesmo metal precioso na coitada da boca. Depois de décadas de evolução odontológica, parece que o pessoal resolveu adotar um estilo retrô e usar as mesmas obturações que nossos avós faziam questão de esconder.

No mesmo grupo que faz questão de aparecer custe o que custar estão os novos craques do futebol. Destaque absoluto para Neymar, sua indumentária Joãozinho Trinta, seu cabelo estilo petshop novaiorquino e suas milhares de tatuagens. Mas não se enganem, ele não está só no — como dizer? — incompreendido visual. Não tem jogador que não ostente um penteado pra lá de esquizofrênico e abuse do corpo mais que professor abusa da lousa, com a diferença de que basta passar o apagador nesse último. Será que eles não sabem o trabalho que vai dar aplicar o laser para remover aquele emaranhado de desenhos e nomes incompreensíveis?

Há ainda os amados rappers, que configurariam casos menos graves na atualidade, ostentando aquelas pesadas correntes de ouro. Além de também representar um visual retrô, como o dos bicheiros de antigamente, as correntes com certeza geram algum problema de coluna e o risco inevitável de assalto no Brasil.

Se diante de tanta insanidade no momento que vivemos tem sido complicado manter a razão, apertem os cintos e esperem mais um pouco, porque nada é definitivo e melhores dias virão. Se alguma hesitação começar a nos acometer, basta lembrarmos que os exóticos anos de 1980 ficaram para trás e com eles foram aposentados as ombreiras, as calças boca de sino, os carros roxos e os coletes de Bali. Mas todo o cuidado é pouco, basta um famoso mencionar numa rede social que está usando Reebok branco cano alto que a galera toda vai atrás. E o título maluco? É só procurar pelas iniciais que dá pra entender.

Protocolos
aeronáuticos

Há algo no ar além dos aviões de carreira! Se a famosa frase do sensacional Barão de Itararé se referia ao enfraquecimento do Estado Novo, hoje ela pode facilmente ser atribuída às sandices de qualquer voo comercial, que insiste em levar o passageiro à loucura. O negócio dá sinais de que só pode piorar logo nos primeiros minutos, quando a aeromoça faz mímicas alucinadas para nos mostrar máscaras de oxigênio, saídas de emergência e colete salva-vidas.

— Eu tô num avião, maluca!

Dali em diante é ladeira abaixo. Passado o susto dado pela moça dos ares, não demora muito pra ela passar emborrada na sua fileira pedindo pra colocarmos a cadeira em noventa graus. Alguém consegue explicar com lógica cartesiana o motivo dessa exigência? Sei que pode surgir um engenheiro aeronáutico tentando justificar a maluquice, mas dá pra realmente acreditar que se a cadeira estiver em cem, cento e dez ou cento e vinte graus alguma coisa malévola pode nos acometer? Existe alguma história de algum passageiro que saiu de uma viagem com uma hérnia de disco por causa do assento? Até um torcicolo de leve já me convenceria.

Beleza, faz parte dos mandamentos da aviação e quem sou pra reclamar dos dez primeiros minutos da decolagem. Avião sobe, estabiliza e lá estamos nós ansiosos pela divina refeição nos voos noturnos, doidos para encher o bucho o mais rápido possível pra cair logo no sono. Até que surge a mesma atendente pilotando o seu carrinho desgovernado pelos arejados corredores da nave. Com certeza ela não tirou a carteira para dirigir naquela estreita passagem e o resultado é quase sempre uma belíssima pancada no meio da patela, dessas de deixar jogador de futebol rolando no gramado por minutos. Cadê o cartão dela, seu juiz?

— Pasta ou chicken? Pasta ou chicken? — pergunta impaciente a funcionária da companhia, como se tivesse compromisso e pudesse saltar do avião no próximo ponto.

Independentemente da resposta dada, ela despeja sobre a sua bandeja, que não mede mais que um caderno A4, um número de itens que não caberia numa mesa para dois de boteco tradicional. Você fica ali, tentando se entender com aquelas minimarmitas, desembrulhando papéis alumínio com entusiasmo, abrindo com os dentes os MoNIs (Molhos Não Identificáveis) para devorar em segundos um cardápio indigno de dar inveja a bandejão de faculdade federal.

Lixão de Gramacho estacionado à sua frente, porque agora a moça voadora resolveu adotar velocidade cruzeiro de cadeirante e a coleta dos restos da sua refeição vai demorar mais que fila de banco no dia 10. Enquanto isso, é um tal de se equilibrar entre o copo de vinho numa mão e os outros dezessete itens espalhados entre a bandeja e parte do seu casaco.

Retirado de dentro do aterro sanitário, chegou o momento mais tenso do voo: é preciso correr mais que o Bolt pra chegar ao banheiro antes dos outros 380 passageiros. Vai ter fila e é melhor que não esteja apertado! Se quiser um conselho, seja precavido e vá ao toalhete antes das refeições. Ou bem depois.

Tudo certo, já alimentado e com o banheiro em dia, tá na hora do cochilo, que vai te salvar das oito horas restantes para o pouso. Os primeiros movimentos são uma curiosa tentativa de nos ajeitarmos no assento. Mexe para um lado, vira pro outro, mexe as pernas, roda o pescoço, e nada. É simplesmente impossível achar

BOBAGENS ALEATÓRIAS

posição decente naquela torturante cadeira. Filminho, né? Não tem jeito, só resta apelar para as listas disponíveis na sua tela e escolher o título menos desagradável.

— Acho que tem um filme ali que dá pra ver. Vou nele mesmo — cutuco a minha mulher ao lado, que também se contorce tentando encontrar posição.

Fones nos ouvidos enfiados mais profundamente que exame de PCR e é óbvio que o título que escolheu não tem legendas na sua língua, seja ela qual for. Vamos de dublado mesmo, que o negócio aqui é passar tempo. Duas longas horas tendo os ouvidos estuprados e você está pronto para o cochilo tão esperado. Agora só resta cruzar bem os dedos e torcer para que a soneca dure até o destino, o que lá no fundo já se sabe que nunca vai acontecer.

Uma hora e meia antes da aterrissagem é o momento do despertar geral, quando as primeiras espreguiçadas e bocejos começam a inundar a aeronave. Tudo correndo conforme o planejado e em breve estaremos em solo. Começa o frenesi coletivo acompanhando o mapa do voo, aquele que mostra a distância, a velocidade, tempo para o pouso e as condições climáticas do destino.

Pousamos bem, sem solavancos maiores, e agora estamos taxiando lentamente pela pista de pouso. Essa é a hora que me arrepia porque não existe comandante que não peça para continuarmos com os cintos de segurança. O que pode acontecer ali naquela velocidade de idoso com carteira vencida?

— Isso é demais pra minha cabeça, chega! Já ouvi idiotice desse cara o voo todo! — resmungo com a minha mulher, que ri da minha fúria, até que ressurge a voz do capitão nos autofalantes.

A mensagem é sempre algo do tipo "aqui é o comandante Michelsen, obrigado por voar com a AirStupid, bem-vindos ao Rio de Janeiro, são 6h20min da manhã, temperatura local em…". Ai que vontade de gritar: "Cala a boca, imbecil! Só me deixa chegar em casa!"

LORENZETTI,
A MINHA SINA

Não importa a fortuna que se tenha e a qualificação dos profissionais ao seu redor, algumas coisas simplesmente nunca vão funcionar direito na sua vida e ponto final. Pode comprar um novo, pode chamar o técnico que for, pode até espernear, mas a maldição do item pessoal vai te acompanhar pela vida toda.

No meu caso, nunca tive um chuveiro desses de hotel cinco estrelas, em que a água tem um fluxo digno de mão de massagista russa e a temperatura fica exatamente como deseja, igual carro com ar-condicionado digital. Pra ser sincero, meus problemas na hora do banho começaram desde a infância, quando as duchas ainda eram elétricas e o número de choques que tomava superavam em muito o prazer na água quente. O que fiz? Cortei o banho morno da minha existência e me acostumei a congelar no inverno.

Mais tarde, quando cismei que precisava de um chuveiro que jorrasse água como mangueira de bombeiro, instalei uma bomba de pressão na casa toda. O resultado foi que o dito cujo não suportou a pressão e se despedaçou num dos meus banhos. Hoje eu cato gota igualzinho filme no deserto em que o personagem corta cacto pra conseguir três mililitros do precioso líquido para não desmaiar.

Mas se o meu caso não parece muito frequente, já ouvi muita gente se queixar da maldita internet, que teima em não dar sinal

BOBAGENS ALEATÓRIAS

em algumas habitações. Minha mãe e minha sogra estão nessa lista dos excluídos digitais do século XXI. A primeira até consegue ter a casa abastecida pelo serviço, mas nunca foi capaz de cobrir os pontos cegos da sua singela residência, e olha que ela não mora no palácio de Buckingham. Taca de roteador pra espalhar o sinal, e nada, não adianta que não tem sinal na cozinha, nos quartos e no jardim.

Já minha sogra sofre semana sim, semana não com a absoluta perda da internet, o que hoje em dia é o mesmo que se sentir cego, surdo e mudo. Ninguém faz mais nada se estiver desconectado, acho que nem acender fogão dá pra fazer. E olha que vai técnico competente todo mês na casa dela. Não interessa, esse é o seu item amaldiçoado e nem descarrego com água salgada pode solucionar isso.

Tem gente que é acometida por itens menos relevantes, mas que mostram a importância exatamente quando mais precisamos. O da minha mulher é a impressora, que ela só lembra na hora de imprimir algum documento fundamental para uma viagem ou um Darf para pagar em menos de vinte minutos, só aceito no banco. É um tal de sair correndo para imprimir com algum parente ou vizinho e o mesmo procedimento em seguida: comprar uma nova impressora, que vai continuar não tendo uso na casa, além do decorativo.

A lista é curiosa e sempre muito pessoal, mas se pensar com carinho cada um encontra os seus dois ou três itens. Já vivenciei experiências com um amigo que teve a mesma gaveta emperrada a vida inteira e já vi churrasqueira que sempre faz e vai fazer mais fumaça que o caminhão do Antônio Fagundes em *Carga Pesada*. Ia tomar banho agora, mas resolvi revisar o texto e lembrei da minha sina. Deixa pra amanhã que eu não tô tão suado assim.

Nada do que foi será

Acordei hoje cedo cantarolando umas músicas do Raul Seixas (*Hey, Alcapone, vê se te emenda...*) e em questão de segundos me veio a brilhante (*sic*) ideia de escrever uma crônica inteira, que fizesse sentido, só usando trechos de músicas. Na minha inocente cabeça, dava até pra encaixar letras em inglês ou qualquer outra língua e o resultado seria uma beleza. Pensei um pouco melhor e achei que seria justo se eu colocasse uns conectivos para dar suporte e o resultado não ficasse sem pé nem cabeça.

Na verdade *eu estava a dois passos do paraíso, mas de repente tudo mudou* e aí a coisa *mais linda mais cheia de graça* me fez o triste favor de me fazer cair em si e *nada, nada, nada* mais parecia se encaixar. A sensação, naquele momento, seria de que *eu nunca mais vou respirar*, mas pensei com um pouco mais de serenidade e vi com total clareza que *quem um dia irá dizer que não existe razão nas coisas feitas pelo coração*. Mas a vida é feita de idas e vindas e *então uma forte chuva veio e acabou com o trabalho de um ano inteiro*.

Eu sentia todo o peso do mundo em minha costas, mas se *meu carro é vermelho* existiria solução, mesmo sabendo que *se as meninas do Leblon não olham mais pra mim*, eu poderia sempre lembrar que *o amor se faz, num barquinho pelo mar, que desliza sem parar*, ainda que, no fundo todo mundo saiba, que *amor é pensamento, teorema, amor é novela, sexo é cinema*. Talvez o melhor mesmo seja ser mais atrevido e pedir na cara de pau *vem cá, meu bem, me descola um carinho*, porque lá no fundo *eu sou neném, só sossego com beijinho*.

BOBAGENS ALEATÓRIAS

Ufa, tá bom de tentar me fazer de *"componista"* (paupérrima tentativa de misturar cronista com compositor), mas confesso que valeu pelo esforço de memória e, sobretudo, pela alegria de lembrar como as letras das canções brasileiras eram ricas e pegavam na gente. Mas, como não poderia ser diferente, como tudo na vida, *this is the end, beautiful friend, this is the end, my only friend, the end.*

O DESGRAÇADO BON-VIVANT

Existem inúmeros tipos na nossa ensolarada fauna humana, temos o mauricinho pedante, o relaxado com cara de sujo, o surfista com eterno jeito de adolescente, a patricinha desvairada, enfim, são incontáveis as figuras espalhadas por aí. Entre todos os tipos existentes, o bon-vivant desgraçado me parece merecer atenção. É com ele que me solidarizo e é ele quem acumula as histórias mais insólitas.

Ele é o sujeito que, não importa o buraco em que esteja, tudo mundo o vê na melhor, tem sempre alguém exaltando o seu estilo de vida, elogiando o seu sorriso meio malandro no rosto. Sem qualquer explicação para o fenômeno, muito pelo contrário, paira no ar a certeza de que a vida desse tipo é uma festa só, que não há sofrimento na sua aparente leve aura e que nasceu com — vocês sabem o quê — pra lua.

O bon-vivant desgraçado pode passar pela rua pilotando uma Kombi caindo aos pedaços, com aquela estrepitosa inscrição "à frete" (nunca entendi esse "a" na frente), que não vai faltar gente dizendo com sinceridade: esse sim sabe viver a vida! O cara tá fazendo trabalho braçal de remuneração pífia, dirigindo um carro sem ar, cujo engate de marchas não funciona tem vinte anos, com as mãos cobertas de graxa, mas de um modo inexplicável paira sobre ele a ideia de que aquilo que está fazendo é o maior barato.

É esse mesmo tipo que chega ao bar para encontrar a galera numa bicicleta Caloi Barra Forte, aquela tradicional de porteiro, toda enferrujada, pneu careca e meio vazio e recebe logo um elogio, que pode transcorrer num diálogo assim:

— Ernestinho, tu tem muito estilo mesmo! Só você pra chegar garotão assim no meio da mulherada. É muita personalidade — brada um amigo com a chegada do bon-vivant desgraçado.

— Que nada! Eu tô sem carro mesmo e não queria pegar o buzão. Achei melhor pegar a bike do Clementino, aquele meu porteiro das antigas — rebate.

— Para com isso! Todo mundo sabe que tu tá bem demais. Andar de bike é a maior onda, não pega trânsito e ainda dá um gás na saração. É por isso que se tá cheio de gominhos aí — insiste o amigo.

Não adianta levantar a camisa e mostrar que os gomos ficaram pra trás nem vale o esforço pra dizer que a situação tá braba, que teve que vender o carro pra quitar o aluguel atrasado, que tá cheio de dívida no banco e que a ex-mulher tá o processando por causa da pensão. Simplesmente a face e o jeito do bon-vivant indicam o contrário e não tem ninguém que acredite que o Ernestinho tá passando a pior.

Se chegar com a calça rasgada num evento, só pode ser moda; se não tiver o casaco apropriado para aquele fim de semana na serra, é excesso de saúde; se não tiver grana pra pagar conta de restaurante, com certeza o dinheiro tá em algum investimento que não pode ser mexido. O cara tá hipotérmico, com uma calça Levis com mais de dez anos, sem um puto no bolso e por um inexplicável milagre tá passando a imagem de plenitude.

Não adianta, não tem jeito que a sina desse tipo tá colada nele mais forte que Super Bonder no polegar e indicador. Não tem a menor chance de ele ser lembrado em testamento por qualquer parente, ele não precisa, a vida tá boa demais. Ele tá sim é fudido pro resto da vida. E o pior de tudo? Quando chega a conta do botequim no encontro semanal com os camaradas é pro Ernestinho que vai a maior parte. Sabem por quê, né? Ele tá bem demais!

TOMA MAIS UMA, VAI, CONFIA

Uma das grandes especialidades brasileiras é o uso indevido das coisas, não importa se tem uma regra explícita, muito bem organizada até, temos a necessidade incontrolável de dar o nosso arremate às mais variadas situações. É uma mania nacional se achar especialista em tudo que é assunto, que acabamos por formar uma nação de *tudólogos*.

Posologia farmacológica provavelmente é o quesito em que manifestamos a nossa *tudologia* com mais determinação e gosto. Você acaba de ler a bula do remédio, sabe que tem que tomar uma gota por quilo, mas não se contém e invariavelmente acrescenta uns 10% ou 15% de garantia. O sujeito de 80 quilos nunca toma menos de 90 gotas, pode apostar o que quiser que é batata.

Sabe aquela dorzinha de cabeça na manhã seguinte de um dia de esbórnia? Pode novamente colocar todas as suas fichas que não existe um único cidadão brasileiro que ingira apenas uma neosaldina. São duas, no mínimo, quando alguns mais exagerados não engolem logo três. O mesmo raciocínio vale para as gotinhas mágicas do rivotril, que todo mundo sempre coloca duas extras. O médico indicou cinco? Vai logo em sete. E assim vai, se automedicando como se tivesse pós-doutorado em medicina.

BOBAGENS ALEATÓRIAS

Se parasse por aí, na automedicação, não chegava a ser configurada uma sociedade *tudóloga*, o problema é que ela transborda para as mais banais situações, incidindo até em coisas que nem observamos mais. Querem ver? O cara tá mais branco que papel, não vai à praia faz séculos, sabe que dá no máximo pra ficar trinta minutinhos no sol sem protetor, e o que ele faz? Bota mais quinze só pra dar aquela bronzeada final, ou seja, vai arder que nem um condenado à noite toda ou sair que nem turista sueco no verão baiano.

Agora tem a moda da dieta intermitente, que algum nutricionista faz os cálculos baseados em dados personalizados e indica, sei lá, doze horas sem comer. É sair do consultório, entrar no elevador e recalcular por conta própria que é preciso, no mínimo, quinze horinhas para o negócio dar certo. Tem como explicar isso?

Tem ainda o conjunto que mais me divirto, porque inclui duas categorias numa só. É quando o indivíduo tá sem malhar faz anos, resolve voltar e é acompanhado pelo professor na academia, que indica um peso xis pra ele em cada aparelho. Deu uma piscada e o professor foi fazer qualquer coisa ou deixou o sujeito sozinho por segundos, que é mais certo que água que corre pro mar, que o dito cujo vai aumentar, pelo menos, cinco quilos de cada lado. Vai chegar em casa e logo depois do banho a musculatura vai começar a reclamar, vai ter dor onde ele nem imaginava que podia ter. E o que ele faz? Toma logo dois dorflex, porque ninguém é de ferro.

Diálogos, piadas?
Piadas, diálogos?

Sujeito entra no bar, daqueles clássicos pubs ingleses, senta naquela tradicional bancada, pede ao também tradicional barman, vestido com aquele colete preto, um uísque duplo sem gelo, olha para o lado e dispara sem hesitação:

— Eu sou um corno mesmo! — afirma em tom incisivo.

— Novidade. Até eu já comi a sua mulher — responde o homem.

— Mas eu nem te conheço! — rebate o primeiro homem.

— Desculpe, corno errado — retruca.

— x —

Sujeito entra animado no vestiário, despe-se todo, coloca as roupas no armário e encaminha-se direto à sauna a vapor, entra sorridente e não se contém:

— Nada como ficar totalmente à vontade entre homens — fala sem pestanejar.

— Senhor, esta é a sauna mista do clube — replica a mulher com os filhos ao lado.

— x —

BOBAGENS ALEATÓRIAS

Mulher vagueia entre as gôndolas do supermercado, olha prateleiras, empurra o carrinho quase cheio, para estática em um ponto e grita a plenos pulmões:

— Isso é um assalto, isso é um assalto!

Imediatamente o rapaz negro ao seu lado é imobilizado, linchado e a polícia é acionada. A mulher continua estática no mesmo local e os gritos não têm fim:

— Isso é um assalto, isso é um assalto! O salmão defumado está um assalto — insiste a dona de casa.

– x –

Criança chora copiosamente no colo da mãe, que paciente tenta consolá-la, mas nada parece surtir efeito. Criança insiste em fazer pirraça e balbucia sem parar:

— Mamãe, mamãe, eu quero comer mais chocolate! Eu quero chocolate!

— Meu filhinho, você tava comendo cocô de gato — explica a doce mãe.

– x –

Mulher histérica ataca o marido, xinga de tudo que é jeito, joga um copo de plástico no chão, ameaça quebrar o vagabundo abajur da Tok & Stok, vocifera mais um monte de impropérios, ameaça quebrar o controle universal da TV. O marido ironicamente faz um único comentário:

— Tá com raiva mesmo? Então eu duvido você quebrar o seu Rolex — provoca debochadamente.

– x –

Rsrrssrsrs?

– x –

BAILE DE MÁSCARAS

Sei que elas são fundamentais, estou longe dos negacionistas, coloco a ciência quase num pedestal, mas confesso que acho o maior sufoco essas imposições causadas pelas máscaras na pandemia. Tenho dificuldade pra respirar, acho que estou me intoxicando com a minha própria expiração e, o pior pra mim, meus óculos ficam mais enfumaçados que carro a álcool nos anos de 1980.

Achava o uso das máscaras dificílimo, era quase um empecilho para eu colocar os pés fora de casa. Eu disse achava porque só agora me dei conta dos incontáveis benefícios proporcionados pelas minhas mais recentes ídolas. Não, não tem nada a ver com a proteção antiviral, não nego de forma alguma sua relevância. Mas tem um universo inteiro de coisas boas trazidas pelos singelos (como posso chamá-los?) sutiãs bucais.

A mais evidente, que não tem quem tenha coragem de discordar, foi o embelezamento coletivo. Tem uma multidão espalhada por aí que devia dar graças a Deus ao utensílio e rezar todo o dia pedindo par a pandemia não ter fim. Outro dia mesmo, olhei um senhor distinto, elegante, alto e pensei em apresentar para a minha sogra. Para minha surpresa, era o mesmo motorista que está na família dela faz mais de vinte anos. Foi só vestir o sutiã bucal e o cara virou um lorde inglês.

Não menos importante, mas talvez tenha sido um ganho em menor escala, foi que o mesmo item passou a ser um fundamental protetor antibafo. É notório que todo chato tem como arma mortal um hálito de cemitério e invariavelmente fala a não mais de um palmo de distância, projetando perdigotos na face do ouvinte. O problema simplesmente acabou, bastando para tanto lembrar de forma recorrente para o chato a importância do uso da máscara.

Pensem mais agora e projetem a mesma aplicação para outros ambientes, conseguem visualizar os benefícios? Banheiros coletivos do malfadado Galeão e os seus entupidos vasos sanitários. Dava até ânsia de vômito entrar lá para um estratégico xixi antes do embarque. Agora, dá pra ir com calma, sacudir até a última gota, lavar cuidadosamente as mãos e ainda se ajeitar no espelho.

Ainda tem o caráter elitista nos tais utensílios, porque dá pra argumentar com propriedade sobre a sua importância, dando um ar de superioridade em relação a outros apetrechos desnecessários. A madame pode usar uma máscara da Louis Vuitton sem ser julgada porque ninguém vai ter coragem de criticar como sendo metido à besta. É só ela explicar como vale a pena gastar um pouquinho mais com a peça, que foi desenvolvida com um tecido mais leve, que protege ao mesmo tempo que oxigena e qualquer outro blábláblá que o interlocutor vai até bater palma. O melhor a fazer é aproveitar o momento porque tudo indica que esse baile de máscaras está com os dias contados. Ou torcer pra pintar um novo vírus por aí.

PERDÃO,
SEU GUARDA

Autoridade no Brasil manda, desmanda e faz a gente se borrar de medo, seja qual for o patamar que ocupe na hierarquia do poder. É um tal de nos curvarmos diante desses poderosos que chega a soar estranho chamá-los pelo que realmente são: servidores públicos. Caramba, não sei como foi acontecer, mas conseguiram inverter por completo a ordem das coisas.

Desde o policial militar, que está lá no primeiro acampamento do Everest do poder público e ainda nem iniciou sua escalada, até o pomposo posto de desembargador, espécie de divindade terrena que nos agracia com sua sapiência oracular, trememos na base ao ter que lidar com essas criaturas meta-humanas. Acho que muita gente ia preferir encarar um Wolverine pela frente a um ministro do STF precisando analisar um *habeas corpus* no recesso do Judiciário.

Já os tradicionais PMs têm uma capacidade de aterrorizar o cidadão mais que qualquer episódio da famosa franquia *Sexta-feira 13*. É melhor bater com o Jason pela frente numa dura na madrugada a ter que parar para uma joaninha da PM. Antes de sequer ouvir alguma pergunta, já nos antecipamos com um cordialmente amedrontado "desculpe, seu guarda". O sujeito nem sabe se cometeu algum delito e já está de joelhos tentando se justificar, sendo mais honesto que católico no confessionário.

BOBAGENS ALEATÓRIAS

E a subserviência com que adentramos nas repartições públicas, alguém consegue explicar isso? Se fossemos 10% gentis do que somos lá com nossas esposas e nossos maridos, o índice de divórcios zerava. É isso aí: zerava! Não tem como não amar uma pessoa com comportamento tão dócil e capaz de resolver todos os infinitos problemas colocados à frente. Tem que autenticar a certidão de nascimento da minha avó em Maricá até o meio-dia? "Claro! Só isso, senhora?".

Há também os draconianos tabeliões, espécie da Drácula da tresloucada pirâmide pública, que colocam tamanho pavor em nossas veias que fica impossível assinar da mesma forma duas vezes. Os vampiros saem de dentro de uma salinha do porão, que tremo tanto quando vou autenticar qualquer certidão, que eu mesmo não reconheço os meus rabiscos. E ainda tô gastando uma nota para o sanguessuga colocar um adesivo no papel!

Vai agora na Polícia Federal tirar um passaporte e perceba a gratidão que saímos de lá por conseguir o documento pra daqui a dois meses. Presumo que tenha mais felicidade estampada no rosto que escravizado recebendo carta de alforria no século XIX. Não adianta, não dá pra lutar contra a tirania estatal. Como dizia o capitão Nascimento, "o sistema é foda, parceiro".

Navegar
é preciso?

Se navegar é preciso, a maré não está pra peixe! Nem existe mais a discussão sobre a importância da internet nas nossas vidas, isso é perda de tempo, sobretudo porque é complicadíssimo viver sem ela, desde as coisas mais banais às realmente importantes. Talvez até dê, mas fica pra lá de capenga o nosso cotidiano, tipo manco subindo escada. Mas que tá se tornando um mar revolto disso também não há dúvida.

Nem me refiro às fake news, outro vasto assunto pra outra hora, falo mesmo é do ato em si, desde o primeiro clique do mouse até o momento de desligar o laptop. Basta acessar *qualquer site* para precisar atravessar um incontável número de procedimentos chatíssimos. Entrou no Google para ver qualquer assunto? Vem logo de cara um maldito pop-up — Jesus, como os estrangeirismos invadiram nossa língua — para rechaçar ou aceitá-lo, o que invariavelmente nos leva a um insuportável mundo novo.

Vencida estoicamente a primeira etapa, somos apresentados ao formidável planeta dos cookies, que na minha vã inocência sempre foi um delicioso biscoito com gotas de chocolate. Só que não. Alguma mensagem, da série nunca lida e sempre aceita, indica que o site usa os tais "biscoitinhos" e sem eles estamos mais perdidos que turista que segue o Waze para fugir do trânsito no

Brasil. Eu sei, eu sei, eu sei! Algum técnico com PhD no MIT vai me explicar a importância de aceitar ou não os cookies, mas que tinha que ter um jeito mais fácil de fugir deles, tinha.

Beleza, está tudo certo, estamos quase chegando ao nosso objetivo, agora é papo de mais um clique e navegaremos pacificamente pelas nossas pesquisas, certo? Rá-Rá-Rá! Subitamente somos lançados ao fabuloso universo dos anúncios virtuais, esses sim criam na cabeça as mais fantásticas teorias conspiratórias, daquelas de fazer corar Julian Assange. Tem muita gente que diz que o microfone do Iphone (ô rima chata!) é aberto mesmo quando está fechado (?!) e capta tudo ao seu redor. Como assim? Amor, juro que não fui eu quem falei mal de você.

É só falar sobre determinado assunto que o anúncio aparece lá estampadão no topo do site em que estiver. Falou em viajar? Tem lá algum comercial do Airbnb; pensou em hospedagem, toma um Trivago na fuça, aliás, eta nomezinho estranho, hein? Já viram onde isso vai chegar, né? Como explicar pra mulher a repentina aparição de pornografia ou algum equipamento para aumento peniano? E a pior hipótese de todas: e se aparecer o mais famoso negão de todos? Dessa não dá pra escapar!

Navegar é preciso, mas coloca o colete, confere os botes salva-vidas, checa as condições climáticas porque o mar tá em fúria e — não sei se lembram do filme —, se até o George Clooney morre no final, não vai ser um simples remador de galé que vai sair dessa.

DE LEÃO
AO POPOZÃO

Tava agorinha mesmo assistindo extasiado ao *Canto Livre de Nara Leão*, uma série sobre a cantora e os personagens que agitaram o país lá pelos anos de 1950, que mostra, sobretudo, um Rio encantador, repleto de possibilidades de um Brasil acontecendo naquele momento, vivo, pujante. Uma certa melancolia boa, saudável até, percorreu minhas veias e me fez querer estar lá, junto daquele pessoal cheio de ideias e atitudes bacanas.

Ficou fixada na minha cabeça a sensação de que tudo poderia ter dar certo e que teríamos funcionado, que a nação poderia ser exatamente aquilo que muita gente sonhou. Com essa ideia surgiu também a questão do que teria acontecido para termos nos tornado essa piada pronta, essa eterna promessa de país. Onde foi que cochilamos? Como é que passamos da Bossa Nova para o Bonde do Tigrão?

Sem qualquer preconceito contra as expressões populares, mas em que momento entramos no atalho errado e pulamos de um Zé Keti ou um Cartola para as Anittas (pra que dois tês?) de plantão? Como a bunda da Gracyane (comentários sobre essa grafia?) Barbosa se tornou mais famosa que um João do Vale?

Fechem os olhos por alguns segundos e imaginem agora todas as figuras mais representativas da cultura brasileira reunidas numa mesma sala, dando luz à Bossa Nova. Quando falo todo mundo, não é exagero, tava todo mundo *mermo* reunido. Confesso que me arrepiei vendo aquilo e senti essa inveja inofensiva de que logo ali, no meio da zona sul, não mais distante que uma dúzia de quarteirões de onde vivo, acontecia essa revolução cultural. Quanta sacanagem, por que eles não podiam ter esperado por mim umas três décadas?

Cinema Novo, Teatro Novo, era tudo novo, até o presidente era Bossa Nova! Por que foi sobrar só o velho pra gente? Corta a cena, escrevo minhas baboseiras do dia, fumo um cigarro e volto para ver TV com a minha mulher. Tá lá na tela a versão 179 do BBB com os famosos do momento. Fora o Pedro Scooby, que já vi surfando as morras de Nazaré, não faço a menor ideia de quem sejam aquelas pessoas.

Fico anestesiado insistindo no programa, que expõe uma aridez profunda de assuntos, quase sempre relacionados à estratégia de cada competidor. Pelo que ouvi a manicure da minha mulher dizer, essa edição tá fraca, tá faltando gente polêmica pra botar fogo na casa. Fogo na casa? Só se for literal! Minha esposa pede calma, vai ter paredão daqui a pouco. Paredão? Só de fuzilamento!

Tinha acabado de ouvir a Maria Bethânia lendo uma poesia do Drummond defendendo a Nara Leão, que estava para ser presa porque tinha dito que o Exército não valia nada. Agora eu tô escutando a Eslovênia — pesquisei, pesquisei tanto sobre o BBB, que soube até que os pais desse conflituoso país queriam colocar o nome da menina Bósnia-Herzegovina!!! — falando uma besteira. O que eu tô fazendo da minha vida? Já era! É melhor pegar o Bonde do Tigrão, sabem por quê? Porque eu vou passar cerol na mão, vou aparar pela rabiola, vou sim, vou sim.

O segredo do Triângulo das Bermudas

Perdoem o sexismo do texto, mas existem situações que não permitem escapatória e as responsabilidades precisam recair sobre os culpados. A culpa é da mulher, simples assim! Pode parecer preconceito ou pressa em dar nome aos bois por parte do autor, mas a verdade nua e crua é esta mesmo: é o pessoal do tal sexo frágil o grande responsável pelas maiores tormentas da humanidade.

Reflitam um segundo e escolham qualquer momento da história que vocês vão entender o meu ponto. Homem das cavernas, pra começar, pode ser? O sujeito saía do seu rústico cafofo pra agradar a companheira, só por isso ele se dispunha a enfrentar os maiores desafios na pré-história. Ou alguém em sã consciência acredita mesmo que o cara sairia de casa para lutar com um dragão-de-komodo ou um tigre-dente-de-sabre por puro prazer?

Numa era pré-Ifood, não tinha essa de pedir uma pizza calabresa para apaziguar os ânimos em casa. E todo mundo está careca de saber que mulher com fome é pior que tirar donzela aprisionada em torre de castelo, com direito a fosso de jacaré e dragão cuspindo fogo. Mas não tinha jeito e o nosso antepassado calçava sua Rider e ia pra luta, literalmente.

O tempo passou, a modernidade nos trouxe alguns confortos, mas a essência do problema permaneceu idêntica, com algumas especificidades. No lugar do dragão-de-komodo, as nossas donzelas

BOBAGENS ALEATÓRIAS

escolhem invariavelmente o maior personagem do reduto para arrumar confusão. Aquele cara modelo armário embutido, com algo em torno de dois por dois metros.

Você está lá, tomando em paz o seu chopinho e, como num passe de mágica, ela consegue criar uma balbúrdia qualquer com o maior bicho do recinto. E sobra pra quem ter que zelar pela sua honra? Morrendo de medo de ser trucidado, o cara ensaia um bate-boca — com uns metros de distância e algumas pessoas fazendo o meio-de-campo — com o gladiador cirurgicamente escolhido pela patroa.

Fora as situações extremas, existem ainda todos os detalhes secundários que indicam fazermos tudo por elas. Sequer existiriam os carros importados se o objetivo masculino final não fosse conquistar a gata do pedaço. O cara só quer chegar no bar e, se pudesse ir de bicicleta, a Caloi seria a empresa mais rica do mundo. Mas não, ele se endivida até o fim da vida para chegar bem apessoado, causando impacto no sexo oposto, que interpreta aquilo como sinal de virtude e segurança.

Gomo na barriga? Qual homem faria tanto esforço, físico e alimentar, para ter uma parte do corpo que só serve para estocar cerveja? Aliás, quanto mais expandida a região, mais litros cabem lá. Tudo isso e muito mais é feito pelo fascínio exercido pela área aproximadamente na linha do equador feminino.

A magia daquela área, que seria um equivalente do que é o Triângulo das Bermudas para a aviação, move montanhas, cria guerras e aniquila civilizações. E não tem homem na face da Terra capaz de desistir de lutar com unhas e dentes para conseguir seu lugar no paraíso. É por algo assim que vale a pena morrer lutando. Dá pra financiar essa BMW em quantos anos mesmo?

O autor é bem casado, tem três filhas, é feminista de carteirinha, e achou que valia a pena fazer a brincadeira, torcendo para não ser cancelado.

Plantonista
Glamouroso

Bati algum papo no meio do Carnaval, já pra lá de Bagdá, mas tive a impressão de ter conversado com alguns amigos sobre o glamour das profissões. Era aquela conversa, mais que batida, sobre o status que certos profissionais têm. Médico, por exemplo, seria um equivalente ao Brad Pitt dos empregos, mas várias outras carreiras também ocupam o mesmo panteão mágico, frequentado apenas por celebridades e outras divindades.

O caso é mais ou menos assim: se no meio de uma roda de papo alguém é perguntado sobre o que faz e responde que cursou medicina em uma federal, com especialização em cirurgia cerebral no Johns Hopkins, pode ter certeza de que vai ter gente desmaiando, seja homem seja mulher. Isso causa um sentimento parecido com o que aconteceria se Mick Jagger tocasse "Start me up" no seu churrasquinho de aniversário.

No fundo isso é uma grande bobagem, até porque não existe esse glamour idealizado no trabalho cotidiano das pessoas. Esse mesmo médico, visto como um George Clooney do ER, teve que passar por tanta adversidade (ou ainda passa), que não sobra um traço de charme se olharmos mais de perto o que de fato compõe a sua realidade.

BOBAGENS ALEATÓRIAS

Depois de seis longos anos indo para a tal federal, que agora pode ser vista como realmente é, ou seja, um prédio caindo aos pedaços, com greves frequentes e professores decadentes, o sujeito precisa começar a carreira dando os infindáveis plantões. São vinte e quatro horas, várias vezes em menos de sete dias, vivendo o famoso trio: tiro, porrada e bomba na emergência de um Miguel Couto da vida. Ou você acha que aquele consultório bonitão, no melhor prédio comercial do Leblon, aparece da noite pro dia? Antes dos quarenta nem pensem nessa hipótese.

Temos também os advogados, outra categoria pra lá de glamourosa, muitas vezes incorporada na nossa imaginação por um sorridente Denzel Washington em *O Dossiê Pelicano*, sempre vestidos com os ternos mais bem cortados e ganhando causas milionárias.

Ei, esquece isso e volta rápido pra realidade! A grande maioria veste terninho de segunda linha da Vila Romana e passa a maior parte do tempo dividido entre porta de cadeia e sala de espera de juiz, tendo que puxar saco de magistrado como fazendeiro tira leite de vaca. Quando não se prestam ao papel de mensageiro de traficante, entrando e saindo de presídio mais que notícia ruim corre no cortiço.

Sendo realmente criteriosos, não sobra ninguém que viva diariamente esse mundo de festas, champanhes esvoaçantes e tapinha nas costas. Lógico que é bem legal ver um ator ser premiado no tapete vermelho do Dolby Theatre, dá vontade de ser você lá, recebendo aquela estatueta dourada e os elogios da crítica. Mas quem é que de fato tem disposição pra aceitar o início de carreira e se submeter a comercial de hemorroida ou supositório?

E se — mesmo já consagrado — tiver que entrar em fosso de cobra ou contracenar com algum animal bizarro? Tô longe disso num grau máximo, tenho pânico de vários bichos e morro de medo de altura, não teria nunca como encarar profissão de ator. Fora que decorar texto é quase a mesma que me pedirem pra parar de beber: i-m-p-o-s-s-í-v-e-l!

Por outro lado, todas as profissões guardam sua importância e merecem o devido respeito, desde professor do maternal, com paciência infinita para aguentar o filho dos outros, até depiladora, que faz milagre nas áreas mais recônditas. E o gari? Já imaginaram a vida sem eles? Esqueçam a baboseira do suposto glamour dos jalecos e dos ternos de luxo. Glamour, de verdade, só a padaria que eu comprava pão quando era criança em Niterói.

Já não se fazem mais duelos como antigamente

Já não se fazem mais códigos como antigamente. Dando um pulo no século XIX, na conhecida expansão para o oeste norte-americano, muito cultuada nos filmes de Bang-Bang, vemos tiroteio pra tudo quanto é lado, violência a dar com pau, mas também observamos algumas formalidades respeitadas a todo custo pelo homem da época.

Duelo era coisa séria e cada um dos oponentes dava precisamente o número de passos estipulado, virando na hora exata para desferir o tiro fatal. Não tinha essa de caminhar menos que o combinado ou se jogar no chão pra fugir da mira do rival. Malandragem era vista com punição digna de enforcamento. Macho que era macho cumpria as obrigações sem reclamar da sorte com ninguém.

E o valor da palavra, alguém duvidava que um aperto de mão bastava? Nem pensar, isso era o ápice do compromisso, valendo mais que a própria vida, que também não valia lá essas coisas no Velho Oeste, diga-se de passagem. Mas isso é outra história e estamos discutindo outro assunto.

Décadas mais tarde, já naquela famosa Chicago dos anos de 1920, com Al Capone tocando o terror na cidade, metralhando geral e traficando bebida no auge da Lei Seca, também continuava vigorando a fidelidade mafiosa e o valor da palavra. Até cuspida na mão era dada para garantir a simbologia daquele ritual.

Caguete não durava mais de um mês vivendo entre os capos ítalo-americanos, era assassinado sem piedade, dando mostras que com a *famiglia* não se mexia. A base de funcionamento da estrutura mafiosa era também a palavra, a confiança entre os membros do mesmo grupo.

Essa mesma dinâmica continuou prevalecendo nas décadas seguintes, com o acordo verbal sendo respeitado com toda a honra que isso envolvia. Os homens dos anos de 1950, aparentemente mais civilizados que seus antepassados, consideravam o valor dos mesmos códigos, respeitando o princípio básico, simplório até, de que a palavra era pra valer, algo seríssimo, que envolvia nome e caráter.

Bom, aí veio a tal modernidade, essa das décadas recentes, que burocratizou a vida e descontextualizou tudo. A palavra virou motivo de chacota e ninguém leva à sério o que o outro diz, e isso é falado na cara do interlocutor. Não, não sai tiro por isso e ninguém, tampouco, marca duelo para a manhã seguinte. Se marcarem, pode ter certeza que um dos lados não vai aparecer, possivelmente os dois vão furar.

Criaram para suprir essa desonra verbal o compromisso contratual, que faz você assinar toda sorte de documentos para garantir o que foi apalavrado. Taca de ir em cartório averbar o combinado. Tá bom esse ritual? Que nada! É preciso autenticar o que você averbou, carimbar, adesivar e registrar. Ufa! Agora tá pronto, é só cumprirem o acordado. Esquece, não tem contrato que garanta o cumprimento do acordo.

Beleza, temos uma justiça que vai tratar do problema com toda a lentidão possível e jogar o seu processo numa pilha sem fim de tantos outros casos como o seu. É comum que décadas depois venha a tão aguardada solução e finalmente paguem a você o que é devido em precatório! Ninguém em sã consciência pode desejar o retorno da justiça do olho por olho, mas que um duelinho de vez em quando faz falta, isso faz. Tragam as pistolas!

A VELHA
MAÇÃ

Não adianta bater o pé, fazer cara feia, tentar explicar calmamente, que os erros e as manias sempre se repetem, como uma maldição que passa de geração em geração. É um tal de cair nas mesmas ciladas e incorporar os mesmos vícios que até assusta quando percebemos que poderíamos ter ouvido mais e poupado um megatempo perdido.

Não faz tanto tempo assim, eu ainda era o filho que tapava os ouvidos pra toda sorte de conselhos que meus pais tentavam arduamente me transmitir. Foi só eu subir de categoria e procriar pra tchan-tchan-tchan: finalmente perceber como era burro e teimava em aceitar uma série de coisas que só teriam me ajudado ao longo da vida.

Desde um simples "escova os dentes antes de dormir", que teriam evitado uma meia dúzia de traumas odontológicos, até o famoso "estuda mais, vai ser bom pra você", que, com certeza, me levaria a outros resultados, teimei em fazer tudo ao contrário do que meus pais diziam. Virei esse fiasco, no fim das contas, cheio de cáries e com vários buracos culturais.

Mas a verdadeira maldição ainda estava por vir e, o pior, eu nem imaginava. Quando adolescente, condenava sem dó nem piedade quase tudo que os meus coroas faziam, desde os hábitos alimentares até os vergonhosos trejeitos que tinham em festas ou quando tentavam se divertir. Olhava com aquele olhar de desprezo, que só quem tem menos de vinte anos sabe fazer, pra qualquer coisa que meus progenitores inventavam.

Mamãe anunciava com todo o carinho que tinha feito um empadão de camarão e eu torcia o nariz, como se ela fosse me servir um Biotônico Fontoura. Tirava todo o recheio e comia só a massa, aquela porcaria insossa e que só serve para engordar, deixando o camarão e as azeitonas largadas na travessa.

Hoje sou capaz de entrar num restaurante e comer várias porções das deliciosas bolinhas verdes. Camarão me dá até tremedeira quando vejo no cardápio. Pode ser alho e óleo, à paulista, flambado, à milanesa, acho que até cru desce bem. Nada como um bom par de décadas pra dar um jeito na gente.

Mais alguns anos se passaram para finalmente incorporar o que me dava ânsia de vômito quando os via fazerem. Sim, estou falando das famosas dancinhas da terceira idade, que via como se eles fossem quase pedófilos e me lamuriava com toda a mágoa do mundo num canto da festa em que estivesse.

Mas a maldição das gerações não dá trégua pra ninguém e agora sou eu quem danço desavergonhado, mordendo os lábios como um viciado em crack e mexendo os quadris como um afilhado de Elvis. E o que penso disso tudo? E daí? Ninguém tem nada a ver com isso e quero mais é me divertir, como se não houvesse amanhã, o que aliás está cada vez mais próximo. É como diz o velho ditado, a maçã não cai longe da árvore. Pra ser bem honesto, ela cai bem do ladinho, quase no colo.

VOCÊ TERIA UM PUTIN COM CHANTILY?

Tava lendo um monte de coisas sobre a guerra na Ucrânia, indignado com a imbecilidade do presidente russo, vendo o sofrimento do povo invadido, fotos de pessoas brutalmente assassinadas. Até que repeti umas três vezes o nome do idiota do Putin e finalmente me dei conta: o problema era exatamente esse, o nome do cara não casa com a função que exerce.

Pensem bem e vejam como é óbvio: o protoditador russo simplesmente nasceu com nome de uma sobremesa. Não dá pra se ver claramente numa doceria pedindo um Putin de leite condensado com uma bola de sorvete de creme? É por isso que a cabeça do sujeito deu um nó e ele resolveu partir pra cima da pobre da Ucrânia. Deve ser realmente muito duro ter nascido com pretensões ditatoriais e a sua mãe colocar essa alcunha de doce baiano, ainda mais num ser que não deve chegar a um metro e setenta.

Logo depois de me divertir com a sobremesa russa, me dei conta que tem uma porção de gente por aí que foi batizado de uma forma e resolveu seguir caminhos diferentes. Merkel, por sinal uma grande estadista, era pra ser dona de uma farmacêutica, lógico!

— Tô com uma virose braba, amor — comenta resignado o marido.

— Não pense duas vezes, tome logo duas cápsulas do antiviral da Merkel — crava a esposa.

Na mesma linha da alemã, tem também o aloprado do presidente turco. Tá com dor de garganta e não sabe o que fazer, toma logo uma colherada do xarope Erdogan, é bom pra saúde e ainda tem gosto de flan. É tiro e queda, você vai acordar no dia seguinte totalmente curado e com vontade de cometer alguma tirania.

O nosso enfurecido presidente é outro que foi acometido pela mesma questão, ou alguém duvida que Bolsonaro não é nome de programa social para analfabeto? É só se inscrever lá para receber o auxílio do governo e sair lendo as primeiras palavras. Querem ver mais uma alcunha divertida? Fogos de artifício só podem ser Stálin. Encomenda logo várias caixas pra garantir o réveillon mais animado da galera.

E o coitado do presidente francês que calhou de ter o nome de uma variante de covid? Macron é com certeza a próxima variante vindo por aí. A torcida fica pra saber se a vacina também cobre essa cepa. Até nutro simpatia pelo cara, mas com esse nome prefiro nem apertar a mão. Vai ser um tal de sapecar com álcool gel que vou ficar todo gosmento.

Lembrei também do Evo Morales, mas esse aí eu acho que casa o nome com a função, né? Parece mesmo coisa de cocaleiro, mas dava pra forçar a barra e até pensar que o sujeito poderia ser dono de uma transportadora. Evo Morales — entrega rápida em todos os lares.

Pensei mais um pouquinho e me veio à cabeça o falecido diretor francês François Truffaut e achei que poderia ser uma puta oportunidade de negócio se ele se associasse ao maluco russo. Já imaginaram o sucesso de uma delicatéssen chamada Putin & Truffaut? Dava até pra usar o seguinte slogan: Putin & Truffaut — os melhores doces, com sabores pra lá de Bagdá. Não quiseram me escutar, deu guerra!

Hermès ou Cartier, eis a questão?

Existe um incontável número de famosos personagens literários, não vale nem a pena iniciar uma lista, tamanho tempo gastaria e tantas discussões acarretaria. Pensei em criar o meu próprio, que venho observando não é de hoje e que parece abundar mais que se imagina as ruas das metrópoles. É a Patricinha da Zona Sul, um ser um tanto exótico e de difícil compreensão.

São criaturas que parecem estar sempre com pressa, com compromissos inadiáveis, com a agenda verdadeiramente lotada. Olhando com mais atenção, como um paciente antropólogo observa o Xingu, percebe-se que elas demonstram tamanha ansiedade com coisas complicadíssimas, como o almoço no Sushi Leblon com as amigas numa tarde inteira de terça-feira.

Durante esses almoços altamente tensos, em que os debates oscilam entre a traição de algum marido do grupo ou o declínio financeiro de alguma família com sobrenome nobre, elas se alimentam basicamente de bebidas coloridas e quase nenhuma partícula sólida, observando atentamente todos os itens do vestuário de sua parceira análoga. Uma bolsa repetida, por exemplo, já configura perda de status na hierarquia das Patricinhas da Zona Sul. Um sapato da coleção passada é quase uma declaração de guerra às rivais.

Nesse inusitado mundo, elas demonstram ansiedade ainda maior numa ida ao shopping, que é quando os horários parecem ficar apertados demais para a aquisição dos itens que necessitam para a sobrevivência em regiões tão inóspitas quanto as praias cariocas ou os rooftops dos hotéis cinco estrelas. É absolutamente compreensível que tenham closets maiores que os quartos dos filhos e, ainda assim, sempre afirmem não possuir acessórios suficientes.

As Patricinhas da Zona Sul também evidenciam preocupações elevadas, dignas de atenção e reflexões mais profundas. As aulas de tênis com o coach mais célebre das respectivas cidades em que habitam se credenciam como a assinatura da Declaração Universal dos Direitos Humanos ou uma reunião do Conselho de Segurança da ONU.

A busca incessante pelos procedimentos estéticos mais modernos é outro traço distintivo dessas fabulosas criaturas, que não medem esforços para levar à população o último lançamento da indústria cosmética. Para tanto, dedicadas e altruístas como são, se submetem a toda sorte de torturas, tais como choques faciais, congelamento de gorduras e injeções de ácidos capazes de derreter as grades de Alcatraz. Diria até que elas, com o passar dos anos, desenvolveram real prazer por agulhadas e outros sofrimentos do gênero.

Apesar de todas essas curiosas características, o mais interessante nas Patricinhas da Zona Sul é a hesitação diante de questões mais prementes da humanidade. Querem ver quando isso acontece? Colocadas diante de opções tão cruéis quanto uma viagem a Paris ou a Nova Iorque, elas simplesmente congelam e passam a falar dialetos raivosos e incompreensíveis, quase sempre xingando os maridos.

Mas o ápice mesmo de toda a inquietação do grupo acontece quando, nessas mesmas viagens, são advertidas pelos cônjuges de que o dólar está numa relação de cinco para um e que vão precisar optar por apenas três grifes de luxo. É aí que o bicho pega e elas precisam colocar em prática toda a sabedoria acumulada em anos de compras. Mas dá pra entender tamanha aflição, né? Afinal de contas, deve ser difícil demais ter nas mãos uma dúvida pra lá de shakespeareana: Hermès ou Cartier, eis a questão!

ABUNDA PRA VER
O QUE É BOM

O que é, o que é, que sempre faz mal à saúde? Excessos, professor? É isso aí Joãozinho, nota dez, acertou na mosca, sem tirar nem pôr. Pode parecer exagero, brincadeira até, mas não consegui encontrar um item sequer que fosse contrário à premissa inicial, desde as coisas mais simples às mais esdrúxulas.

Dinheiro demais não faz mal a ninguém, exclamariam os mais ansiosos, certo? Pois bem, reflitam sobre o item exaltado por quase todo o mundo que verão que nem o caramingúa escapa dessa verdade universal. Em excesso, ele causa dores de cabeça dos mais variados tipos, tais como medo de assalto, incredulidade nas amizades e a eterna preocupação em querer acumular mais. Já viram algum rico achar que tem o suficiente? Atirem a primeira pedra quem conhecer algum.

Exercício físico, sugeririam outros, um pouco mais reflexivos. Risos em profusão para vocês. Alguém se preocupou em checar as condições físicas de um atleta profissional, daqueles que precisam se exercitar arduamente todos os dias? Jogador de futebol, só pra ficar num dos mais corriqueiros exemplos, parece que tem 54 anos antes dos 30. O Romário hoje em dia parece ter estudado na sala do Machado de Assis. E pode ter certeza que o sujeito conta com pelo menos uma meia dúzia de cirurgias ao longo da carreira. É joelho bichado, púbis (divertidíssima essa palavra) detonado, lesão na coxa, distensão na panturrilha. Esquece esse item.

IOSEF BROITMAN

Agora vem o mais óbvio e notório de todos: o poder, seja ele derivado de onde for! Acho que esse quesito dispensa maiores comentários, afinal de contas, quem nunca sofreu na pele o poder econômico ou o simples chega pra lá de um guardinha de trânsito, que naquele exato momento colocou em prática toda a escrotidão emanada daquele suposto poder que acreditou ter? Quer coisa mais abjeta em excesso? Só olhar o Putin dando ataque por aí.

Tem um pessoal fissurado em carros, que não se contém quando vê um filmete qualquer sobre a garagem de um famoso, como o Cristiano Ronaldo. Tem Ferrari, Cadillac, Bentley, Mercedes, Rolls Royce, Lamborghini, parece até uma concessionária. De cara tem que lembrar que tem pagar IPVA e seguro disso tudo, mas esse não chega a ser o maior problema. Em uma dúzia de anos, esses incríveis bólidos viram verdadeiras latas-velha, dignas de filme antigo, um trem-fantasma automobilístico, uma coisa pavorosa.

Agora vem um único item que me causou alguma hesitação, confesso, mas que também tem lá os seus problemas. Conhecimento dá pra proporcionar diversas reticências, dá até pra acreditar que não faria mal algum, mas em excesso pode causar pedantismo e gerar mentes excessivamente filosóficas, o que, por sua vez, gera uma série de angústias e sofrimentos correlatos. Mas tá bom, deixo em suspeição o quesito, forçando um pouco a barra para sustentar minha tese, mas dando razoável margem de dúvida.

Por fim, como numa redação de escola redigida pelo renomado Joãozinho e repudiada pelos professores, vem a famigerada conclusão: alguém deve ter lembrado dos sultões árabes e os seus haréns, repletos de beldades estonteantes, não é? Pode dar mais uma risada, Silvio? He-hey! Se um cara normal tem uma média de uma DR a cada três dias, o citado sultão tá batendo boca tem três décadas. O que mais que abunda que pode ser bom? Só mesmo o verbo abundar sem o a e o r.

Do topete ao careca

"Olha a cabeleira do Zezé" era uma canção premonitória e a gente não sabia. Foi um insight meio doido, confesso, mas percebi outro dia que existe relação comportamental entre o cabelo e o personagem. Mais que ornamentar a cabeça, parece que a juba interfere mais do que se supunha na personalidade da pessoa, ou vice-versa.

Ninguém mais exemplar que os ex-presidente dos EUA Trump e o seu exuberante topete, alourado em tons extravagantes e tempestuoso como o dono. Não dá pra imaginar alguém com uma cabeleira solar daquelas tendo um comportamento sereno. Trump é aquilo que a sua pelagem determina, não tinha como o cara ser mansinho esbanjando um visual calopsita em ataque epilético.

Outro que não tinha como escapar à sina de ditador é o esquizofrênico da Coréia do Norte. Kim Jong-un cultiva sobre a cabeça uma espécie de chapéu de formando. Na verdade, aquele cabelinho ditatorial lembra mesmo uma boina de militar da reserva da guerra do Vietnã. Tá na cara que foi a peruca quem o levou ao despotismo, zero esclarecido, diga-se de passagem.

Nosso capitão, macho brabo como só ele, não podia ficar pra trás e, se não me falha a memória, deu uma surtada (mais uma) no fim de 2020. Picotou a pelagem de uma forma tão aloprada, que acabou ganhando comparações com o Beiçola de *A Grande Família*. Está aí, não deve ter sido fortuito o picote, afinal, todo mundo sabe que Bolsonaro é o grande defensor da família brasileira. Será que ele fez escova pra ficar com aquele penteado? Ui!

Na mesma lista de ensandecidos em cargos executivos, temos o grande maluco do pedaço, o russo que dispensa apresentações, o homem que já fez de tudo, de ex-oficial da KGB a motorista em horas vagas. Putin é outra vítima dos pelos cranianos ou, no caso dele, da falta deles. É absolutamente compreensível que sinta aquela profunda raiva vista nos olhos, disfarçada em um rosto incapaz de exprimir qualquer emoção. No lugar dele, eu também ia querer colocar minha fúria pra fora e invadir um país vizinho. Ou fazer análise.

Se por um lado as cabeleiras enlouquecidas incitam a loucura dos líderes, olhem para a Angela Merkel e percebam o corte de uma pessoa séria, pacata, apta a exercer a função sem sobressaltos. É só checar como a Alemanha está agora para entender que tudo isso é fruto do cabelereiro certo. Os alemães devem muito ao profissional das tesouras.

Tem também o coitado do Zelensky, que nos oferece um inofensivo corte tipo professor universitário, em alguns momentos lembrando o Mr. Bean. É não é que o cara era comediante também! Coincidência? De forma alguma. Acho que o vi ontem mesmo lecionando História Grega no campus da PUC.

Deixem as ideologias de lado, esqueçam a qual partido fulano de tal está (no Brasil ninguém é) filiado e dispensem programa de governo, nas próximas eleições escolham pelo corte de cabelo. Se realmente estiverem desejando quatro anos de placidez, mirem nos cortes simples, por favor, nada de votar em asa delta, moicano ou militar. Vai no básico, vai no básico.

Santa Química

Não adianta querer acordar com o pé direito, fazer mandinga, repetir mil vezes o seu mantra indiano mais bonitinho, o bom humor da gente vem da química no sangue. É isso mesmo, somos, sobretudo, reflexo do que corre na nossa corrente sanguínea e não tem essa de acreditar no poder superior da mente sobre o corpo.

Calhou de ter uma queda na produção da endorfina? Já era, vai ter discussão em casa, vai colocar a culpa na mulher por qualquer coisa, reclamar dos filhos e ficar com raiva do emprego. É esse hormônio que garante o bem-estar, o conforto e a alegria. É sabido também que ele é excretado depois de uma barra de chocolate ou de boa dose de atividade física (ó céus, até o nosso organismo é contraditório!) pela glândula hipófise. Resumindo: todo cuidado com a hipófise daqui pra frente, seja lá quem ela for.

Está preocupado com a masculinidade e querendo mostrar pra rapaziada que é machão? Faz logo um acordo de paz com a testosterona porque sem ela você é capaz de ficar com a voz de um soprano, piando mais fino que um sabiá. Além de mais magrelo que o Salsicha do Scooby-Doo e com o apetite sexual de um idoso de oitenta anos.

Agora vem o, provavelmente, mais famoso dos hormônios, aquele que é usado como adjetivo e não tem quem não conheça:

a adrenalina. É ela que faz ficarmos com o coração na boca depois de uma circulada na montanha-russa mais radical, que deixa o cérebro em alerta e nos prepara para as situações de perigo. Quem nunca ouviu a frase do gênero: "Pô, cara, deixa eu tomar uma gelada, porque acabei de passar um sufoco e tô com adrenalina explodindo no meu sangue"?

Depois dessa "explosão" de tensão vale dar uma conferida na ocitocina, que é uma espécie de líder hippie dos hormônios, com uma bandeira branca numa mão e um baseado na outra. Com o lema basicamente de paz e amor, a ocitocina é tão bacana que serve até pra dar uma forcinha na maternidade, ajudando inclusive nas contrações do parto e ejetando o leite materno. Tem amor no ar? Tem ocitocina no lugar, bem ali, acariciando o ventrículo esquerdo do coração. Ela é estimulada desde possuir um animal de estimação à prática de carinhos.

Parece que tem uns cinquenta tipos diferentes de hormônio, tem, por exemplo, o único que descobri cujo nome faz justiça à função. O GH nada mais significa que *Growth Hormonel* e tudo indica que ele também sai lá da tal da glândula da hipófise. Tem um que acredito que tenha nascido com absoluto descontrole, que é o antidiurético. Era pra regular a quantidade de água no organismo, mas, no meu caso, ele pirou de vez e tenho sede o tempo todo, indo no banheiro umas cem vezes por dia.

Mas pra que isso tudo? Alguém aqui está fazendo prova do primeiro semestre de medicina? Acho que a única serventia que podem ter os rascunhos de hoje é algum argumento de defesa em casos extremos, dando um toque de charme em um bate-boca idiota. Querem ver só? Está conversando com um amigo estressado e o cara não quer ceder um centímetro, fala pra ele comer uma barra de Diamante Negro e adotar um Lulu da Pomerânia.

REINO UNIDO DO BRASIL

It's payback time! Nossa, cafonice braba, ainda mais se tratando da ideia da criação do Reino Unido do Brasil e Cisplatina, uma espécie de retorno à grandeza a que fomos destinados. "É isso aí", como diria a nossa Ana Carolina, com aquele vozeirão danado, está mais que na hora de revidarmos, tomando por direito o que é nosso, ou aquele pedacinho da província ibérica achou que ia ficar por isso mesmo?

Não satisfeitos em saquear o Brasil por quase quatrocentos anos, os gajos agora resolveram torcer o nariz para os brazucas que por lá aportaram, levando, como de costume, as riquezas daqui. Sim, a maioria dos brasileiros que trocaram de CEP e fixaram residência além-mar parece estar comendo o pão que o diabo amassou nas mãos dos Manuéis e outros sindicatos de padeiros. Peraí, nossos primos de segundo grau deveriam estar muito gratos com a entrada de cacau — é não é que continuamos exportando a mesma coisa nos últimos quinhentos anos (?!) — no país, *ora, pois, pois!*

Vamos aproveitar que temos um milico no poder e colocar essa ideia nos ouvidos do capitão, que, não tenho a menor dúvida, vai comprá-la sem embaraço, colocando nossa Marinha em alerta para a operação. Bom, o título da intervenção tem que ficar a cargo da Polícia Federal, que é quase um romancista renomado no que diz respeito às nomenclaturas. Por ora, fica a sugestão de *Lymphatus Brasiliensis* — vai lá, dá uma googlada, não faz mal a ninguém.

Já visualizo aqui, como numa comédia de Mario Monicelli, Bolsão com o quepe que lhe é merecido, como que por direito divino, com as suas másculas mãos sobre o leme do *Minas Gerais*, o nosso novíssimo porta-aviões da Segunda Guerra Mundial. Depois de uma meia dúzia de tentativas para ligar o bichão (aumentativo de bicho, capitão, calma!), nosso comandante vai dar aquele esporro semanal no Guedes, ouvir as desculpas de sempre e pedir uma solução em caráter urgente, *talquei*?

Nosso aparvalhado ministro (sic) da Economia (sic, sic pode?), aquele com cara de *Looney Tunes* apavorado, vai propor a criação do ISND (Imposto Sobre Navios Desativados), no que vai ter o aval — eu disse aval, nada de Do Val, *talquei*? — do gatuno master da Câmara, que vai propor a votação urgentíssima na madrugada do feriado da Páscoa. Por sorte, nem a base aliada vai comparecer para ratificar a tunga.

Avisados pela imprensa após algum dos infinitos recessos, o Ministério Público vai vir com tudo, pedindo documento que nem existe, ou alguém realmente crê que o ISND existe fisicamente? Aliás, será que os projetos do governo foram elaborados por alguém?

Passado o frenesi inicial, Alexandre de Moraes, o nosso Vin Diesel (reajuste de 189% só esse mês) do STF, vai pedir vistas do processo, o que, como é sabido por qualquer cidadão nacional, deve durar entre duas e três décadas, ao menos até a chegada de algum ministro terrivelmente qualquer coisa no tribunal. Resultado: naufrágio da Operação *Lymphatus Brasiliensis*, por sinal, antes de zarpar. Mais uma no *Guinness Book* para o Reino Unido do que mesmo?

MOISÉS
ALUCINADO

Passei a vida toda — parece que já tô com uns oitenta anos — cultivando a ciência em detrimento da religião, às vezes me vendia como agnóstico, só pra causar menos impacto com o impronunciável palavrão de apenas quatro letras, que coloca pavor na sala e espanta as avós carolas. Ateu é coisa pra bicho brabo, mais difícil de assumir que é pansexual ou vive casamento aberto. Mordia e assoprava, como quem testa o ambiente pra saber onde está pisando. Sempre em ovos com a casca rachada, diga-se.

Se caminhava pela linha do evolucionismo darwinista, era rebatido com algum argumento que compreendia a ciência até determinado ponto, depois dali não tinha como não ter havido um toque divino. Abusava mais um pouco e tentava elucidar passagens bíblicas, como aquelas pragas enviadas via Sedex 10 por Moisés ao faraó egípcio Ramsés, deixando de lado a travessia do Mar Vermelho, que qualquer oceanógrafo mata em dois segundos.

Nem precisava ir muito mais longe, uma passada na Lagoa Rodrigo de Freitas mostra todo o ano a tal praga da mortandade de peixes, igualzinha a que teve no Nilo, acho que a única diferença é que no Rio temos a eficiência da Comlurb na retirada do pescado apodrecido. Não tem a chuva de gafanhotos por aqui, mas a de *Aedes aegypt* no nosso verão não fica devendo nada, e taca de

Off nas canelas. Acabava invariavelmente encurralado com a mais notória frase dos "acreditadores":

— Então prova que Deus não existe!

Tremenda sacanagem, argumentava, já retrucando com o exato oposto, pedindo rigorosamente o contrário, requerendo, como um marido paranoico com a fidelidade da esposa, que provassem a existência Dele — do Ricardão, no caso do marido. Pronto, me lascava todo, ficava pior que fiscal do Ibama no governo Bolsonaro e ouvia as tradicionais afirmações de que Deus está em todo lugar, que Deus está presente nos nossos corações, Ele é a nossa fé, inexplicável por definição.

Pô! Premissa escorregadia essa, hein? Se é inexplicável por natureza, por que o sujeito tá gastando esse latim todo tentando explicar, pensava quietinho no meu canto, já em pânico para não ser tostado em praça pública. Até que, como quem não quer nada, li um pouco da tese da jornalista norte-americana Madison Margolin, associando judaísmo aos psicodélicos. Era o elo perdido, a *piece de resistance*, a cereja do meu bolinho granulado de padaria.

Moisés tava doidão quando conversou com Deus, claro! Por que não pensei nisso antes, que raiva? O que mais poderia explicar o cara ter ficado quarenta dias e quarenta noites viajando sozinho no alto de uma montanha? Ele entrou numa viagem psicodélica, espécie de rave da Antiguidade, aliás, o sujeito era *avant-guarde*, até hoje não ouvi relatos de alucinação tão duradoura. Como eu faço pra adquirir a mesma substância?

Fenômenos físicos devidamente explicados, fenômenos transcendentais idem, evolucionismo em dia, agora eu quero ver o pessoal da outra ala me contrariar! Ansioso para o próximo debate religioso e preparado para o Tribunal da Inquisição. No ruim de tudo, estou conseguindo me sentar no mesmo banco que sentou Giordano Bruno, nada mal, né? E quem sabe assim ainda não conquisto meu lugar no céu? Ops! Eu disse agnóstico, eu disse agnóstico!

Dale,
Rio de Janeiro!

Não consigo imaginar protocolos diferentes nos brasileiros, que seguem rituais semelhantes todos os anos, reclamam das mesmas coisas e incorrem nos mesmos erros. É a partir de julho que os discursos se afinam e começamos a executar a tradicional pauta dos preparativos para a nossa temporada de calor, que, no Rio de Janeiro, pega no mínimo uns cinco meses. É também quando instantaneamente se iniciam em nossos cérebros os versos de *Uma Noite e 1/2 (vem chegando o verão...)*.

Ainda no finzinho do inverno, começam a pipocar os assuntos relacionados à forma física, que precisa estar em dia para o período chamado pelos antropólogos de Seminu Carioca, que é quando qualquer atividade imaginável é realizada de biquíni ou sunga, bastando para o passeio completo um par de havaianas e uma camiseta Hering, nos ombros, de preferência. As pessoas mais sofisticadas costumam ostentar um artefato conhecido como "saída de praia", que é o smoking do praiano.

Tudo gira em torno do anseio pela chegada do verão, temporada em que os cariocas acasalam mais que os coelhos, que tem fama de praticar o vuco-vuco mais que pagodeiro no auge da carreira. É também nessa fase que o mesmo pessoal consome quantidades escandinavas de bebida alcóolica, mantendo-se em estado linguístico avançado, na análise de alguns, ou *1ncOmunic@ v3is* para a absoluta maioria.

Mas é aí que reside o maior contrassenso do *Carioca Urbanus*, porque toda a preocupação estética da sua população entra em conflito com as práticas comuns à estação. Isso é percebido ainda no início de dezembro, com as diárias comemorações de fim de ano, quando os churrascos surgem em cada esquina e os barris de chope proliferam tanto quanto os piolhos em escola de criança com menos de seis anos. Sem contar a ceia de Natal, em que cada cidadão tem a obrigação de ingerir ao menos três robustos pratos, com todos os trinta itens dispostos na mesa. Fora as rabanadas, que duram até o réveillon.

A luta do referido mês tem como meta maior chegar a condições de exorcizar todos os demônios no dia 31, servindo para o objetivo qualquer sincretismo religioso. Pode jogar flor pra Iemanjá, jejuar no Shabat e subir a escadaria da Penha, desde que esteja lubrificado em quantidades estratosféricas por qualquer bebida. Tendo escapado com vida do périplo dezembrino, é chegada a hora da verdade, o momento em que nascemos para brilhar. Sim, o Carnaval está logo ali e não existe outro tópico no estado que mereça atenção.

É na semana (de pelo menos dez dias) momesca que o carioca, sambista por natureza, mostra todo o seu potencial festeiro e consegue cumprir todos os eventos previstos no calendário — e depois dizem que o pessoal é preguiçoso! A mesma pessoa é vista incontáveis vezes sambando nos blocos raiz do centro da cidade, cantarolando nos bloquinhos Nutella da zona sul, dando um alô nas festas noturnas e, invariavelmente, finalizando a temporada com um abadá estilizado em algum camarote do Desfile das Campeãs, na Sapucaí.

Quem chega vivo ao fim, ganha título de cidadão honorário das mãos do próprio Rei Momo ou leva para casa as chaves da cidade, dadas pelo prefeito ou autoridade de maior patente.

BOBAGENS ALEATÓRIAS

Ufa, sobrevivi! Esse é o pensamento geral e orgulho do carioca, que executa com maestria tal façanha desde os tempos em que Araribóia recebeu os portugueses por aqui!

Até que... Rá-Rá — não podia faltar ele — numa brilhante decisão, o poder público resolveu colocar mais um Carnaval na folhinha. Tenho ouvido relatos de pessoas pensando em pedir aposentadoria por invalidez, pesquisas tentando fazer a Fiocruz produzir fígados sintéticos e muita gente já sugerindo férias de três meses, contadas a partir de meados de dezembro e indo até o fim de março — sim, no Rio três meses têm quase quatro. Onde isso vai parar? Toma tenência, seu prefeito! Ou talvez seja melhor entrar no clima e sair logo cantando bem alto "ei, você aí, me dá um dinheiro aí...".

O ALTER EGO ESQUIZOFRÊNICO DO ROTEIRISTA

A culpa simplesmente não é sua! Já vi muita gente inteligente que não entendeu boa parte do filme xis, do diálogo ípsilon ou da sequência dábliu, quebrando a cabeça pra buscar explicação para o que acabou de ver. Esqueçam! Aquilo não foi feito para a compreensão humana, é fruto de uma mente doentia, diria até raivosa, de uma pessoa que estava claramente tirando onda com a nossa cara.

Exemplos sempre vêm bem a calhar, concordam? *Matrix I* até teve um pessoal achando complicado, mas a verdade é que é simples, apenas com alguns leves elementos complicadores. O problema fica com as sequências, os filmes II e III são tão ruins que foi preciso rechear de maldades para ficarmos na dúvida e deixar passar os incríveis desvarios de roteiro. Administrador, arquiteto e oráculo estão ali para atrapalhar o entendimento de algo que foi mal formulado. Aliás, com esses personagens era possível se supor tratar de uma greve em um conselho classista, como Crea, ou pedirem CRM para trabalhar no filme.

Outras situações semelhantes são encontradas a torto e a direito (muito mais a torto) nas mais variadas produções. A série *Billions* tem diálogos que fariam Warren Buffet corar, se sentindo

BOBAGENS ALEATÓRIAS

um completo estagiário no ramo das finanças. Tem que ser PhD pelo IMT em economia para captar uma leve ideia do que foi dito. Não é pra acompanhar o que está sendo falado, até porque os personagens têm resposta pra tudo. Sem pestanejar, os caras fazem dez citações, das mais profundas às mais estapafúrdias, numa mera conversa no intervalo do almoço. Nem locutor de jóquei é tão veloz assim.

Sense 8 é outra produção televisa que coloca a galera em contato telepático nas localidades mais longínquas do planeta. Quando eles transam — e como eles transam! —, quase sempre agrupados como uma tropa de elite da marinha norte-americana, o sexo tântrico fica parecendo coisa de adolescente virgem, que não tem ideia do que fazer na hora H. As explicações para tais proezas recaem invariavelmente em algum experimento científico a que foram submetidos. Vai ter experiência assim no inferno!

Só posso acreditar na possibilidade de tudo isso ter nascido da perversidade da cabeça de um roteirista com prazo apertado para escrever as páginas contratadas pelo estúdio. Quando ele manjou a avidez e a permissividade da audiência, fomos invadidos pelas mais estapafúrdias pseudoexplicações inventadas. Qualquer duas linhas de diálogo com a palavra "quântico" servem para engolirmos a estupidez mais escancarada que o cérebro humano pode criar.

Dá pra ficar a semana toda aqui citando outras séries e filmes, tão incongruentes como o esclarecimento da marca de batom na cueca, mas já deu pra captar que não somos nós os incapazes, né? Gosto mais da ala menos (como dizer de forma politicamente correta?) espertinha no que diz respeito ao entendimento cine-matográfico. Adoro a história de um grande amigo, juro que é verdade, que foi ver *Prenda-me se For Capaz* na mesma época em que era exibido *Gangues do Nova Iorque*.

Como as duas películas eram estreladas por Leonardo Di Caprio, o cara se embananou todinho e, depois de quarenta minutos, perguntou incrédulo pra mim:

— Mas esse filme não é de época? — disse ele, baixinho.

— Se você considerar os anos de 1960 de época, pode apostar que sim — respondi.

The end

Em forma de
Supercabeça

Fora uma dezena de TOCs, cultivo basicamente duas obsessões hoje em dia, embora já tenha sido bem mais obsessivo e chegado a nutrir mania por umas seis coisas ao mesmo tempo. Tenho profundo fanatismo por viagens no tempo e superpoderes, valendo qualquer variação possível que se possa imaginar. Já deu pra ver que pé no chão não é das minhas maiores superqualidades, minha cabeça sai do pescoço com mais frequência que cai ministro da educação no governo Bolsonaro.

Quando era um pouco mais jovem, oscilava entre o poder da superforça e o da imortalidade, tendo ainda leve simpatia também pela invisibilidade. Não dá pra imaginar quantos moleques não teriam sofrido as consequências da força superior da ponta dos meus dedos se eu tivesse esse poder. Amadureci (cartas para a redação sobre o tema) e vi a bobagem que era querer ser valentão num mundo cheio de imbecis com os músculos hipertrofiados e o cérebro menor que um amendoim — ervilha, alcaparra e azeitona também servem.

Foi aí que tive a minha grande sacada e percebi que os meus ídolos eram todos superinteligentes, desde o ultradedutivo Sherlock Holmes, passando pelo megassedutor Tony Stark, chegando ao implacável Batman. Pô, coloquei o morcegão por último de propósito, já que o sofrido bilionário de Gotham City é o único da galera com quem anda que não tem um único poder, um sexto sentido já tava de bom tamanho!

Com seu carro de batedor de pega japonês e o seu cinto de drag queen em crise existencial, Mr. Wayne foi capaz de colocar a Liga da Justiça toda no bolso, tendo de quebra espancado o insosso kryptoniano na vez em que eles resolveram medir quem tinha o bilau maior. Nos quadrinhos ele ainda é considerado o maior detetive do mundo, mas nunca o colocaram lado a lado com a PM carioca para saber quem faz um bandido confessar o crime mais rápido. Não sei não, mas acho que a PM leva vantagem com suas técnicas ultramodernas de interrogatório.

Com a viagem no tempo abrem-se outras portas para as minhas viagens na poltrona, tendo tido destaque inicialmente as visitas ao passado. Embora não seja tão original a ideia — lembram do Biff em *De Volta Para o Futuro II?* —, há dias que me vejo dando um pulo em 2004 e iniciando uma amizade, como quem não quer nada, com o Zuckerberg. Ou uma passeada dez anos antes disso e procurando o Jeff Bezos para uma rodada de pôquer, valendo, quem sabe, 10% das ações da Amazon.

Mas acho que amadureci mais um pouco e vi que o grande barato é conhecer o futuro e todas as descobertas que estão por vir, como a cura das doenças, a longevidade da vida humana e, claro, as parafernálias tecnológicas. Não é possível que, no Brasil, em 2089 ainda seja preciso ter que andar com o CPF, carteira de motorista, de identidade, certificado de reservista e plano saúde ao mesmo tempo.

Até lá, a Tecnobrás, estatal criada para dar inveja aos norte-americanos, deve inventar um arquivo robotizado, com três profundas gavetas, cerca de um metro e meio de altura por sessenta de largura, que vai nos acompanhar como um amigo eletrônico

BOBAGENS ALEATÓRIAS

por todos os cantos. É o Brasil botando na cara desses otários do resto do mundo que resolveram, vejam só, colocar todas as informações imagináveis de um ser humano num único microchip. Quanta falta de visão!

Meus sonhos adolescentes corriam bem, até que minha adorável mulher me sacudiu na poltrona e como num passe de mágica me falou que era hora de levar o cachorro pra passear. Não me contive e, homem amadurecido que sou e sempre provo, gritei com plenos pulmões: supergêmeos ativar, em forma de uma supercabeça! E a resposta dela? "Supergêmeos? Não tinha um super-herói menos cafona pra você escolher hoje?".

O PAÍS DOS FRASISTAS

David Letterman, em seu finado programa na TV, tinha um quadro em que citava frases grandiloquentes de ex-presidentes norte-americanos para em seguida colocar George W. Bush falando alguma besteira, digna da sua incapacidade intelectual. Fiquei pensando na hipótese de o famoso apresentador ter nascido no Brasil e feito aqui a mesma brincadeira que fazia pelos EUA. Não tenho a menor dúvida do sucesso avassalador que conquistaria.

Enquanto um estadista como Winston Churchill entrou para a história deixando como legado frases como "melhor lutar por algo, que viver para nada", ou um Roosevelt com a sua notória "o único medo que devemos ter é o próprio medo", temos pelas terras tupiniquins o proprietário do "talquei". O atual ocupante do Palácio da Alvorada conseguiu levar a liturgia presidencial para "oto" patamar.

Foi Bolsonaro quem nos brindou com pérolas nada egocêntricas como o "é melhor Jair se acostumando" e disse que "o Sérgio Moro vai pegar vocês". O cara é fera, mas justiça seja feita, não é exclusividade dele surtar no atual cargo. O mineiro do topete, que usou seu poder mediúnico para ressuscitar o Fusca, se saiu com essa maravilha quando foi fotografado ao lado da Lilian Ramos sem calcinha: "como vou saber se as pessoas estão de calcinha preta, verde, vermelha ou sem calcinha?".

Mas até que Itamar não se saiu mal de um modo geral, acho que do lado de Dilma ele foi um Fernando Pessoa da presidência. Não dá pra deixar passar a clássica "não acho que quem ganhar ou quem perder, nem quem ganhar nem perder, vai ganhar ou perder. Vai todo mundo perder". Como é que é mesmo? Peraí, sei que a explicação vem na sequência. Explica Dilma:

— Nós não vamos colocar uma meta. Nós vamos deixar uma meta aberta. Quando a gente atingir a meta, nós dobramos a meta — explicou a ex-presidente.

Mas quem acha que a insanidade atingiu só os civis, pode ir tirando o cavalinho da chuva. Nos governos militares também tivemos momentos (como dizer?) exóticos. O último fardado a ocupar a presidência foi o general João Figueiredo, que entre outras frases simpáticas lançou a conhecida "um povo que não sabe nem escovar os dentes não está preparado para votar". Um doce de ser humano, não? Devo ter pesquisado no campo errado, deixa eu colocar uma mais agradável: "a solução pras favelas é jogar uma bomba atômica". Agora sim! Um humanista de primeira.

Para encerrar a nossa belíssima tradição de grandes frasistas, ocorreu-me uma entre Lula e George W. Bush, que ouviu incrédulo do brasileiro ser necessária a criação de um Ponto G entre os dois países. "Ele disse isso mesmo?", perguntou ao tradutor. Uma risada salvou a situação orgástica. Definitivamente esse não é um país sério! Ih, até a famosíssima máxima atribuída a Charles de Gaulle não é dele. Oi? Relaxa! É como diz aquela outra espetacular frase: o Brasil está mais sem lógica do que legenda do YouTube.

VELHO
RIDÍCULO

E de repente fez-se a luz, como num ato divino voltei a enxergar coisas que imaginava serem ilegíveis. Protelei ao máximo aceitar que meus olhos já não eram mais os mesmos, esquivei-me da visita ao oftalmo como criança que foge do dentista para tratar cárie, até que não tive mais como fugir ao meu destino de cegueta.

Com o que ainda restava do meu ego de garotão, fiquei agarrado a ideia ridícula de que as letras das bulas é que estavam menores, mas aí fui olhar a data em meu relógio e percebi que não tinha a menor noção dos números ali expostos. Era hora de sucumbir e abraçar a certeza de que a idade havia chegado. Vista cansada foi o que ouvi do simpático médico, mas sei que ela estava exausta na verdade, quase pedindo aposentadoria por tempo de serviço.

Quando chegaram meus óculos, com um grau e meio de cada lado, passei a ver coisas que nem sabia existirem, o que me deu a sensação de uma visão além do alcance, igualzinho o Lion fazia nos *Thundercats*. Como tinha aguentado tanto tempo sem enxergar direito? A quantidade de coisas que devo ter lido errado nesses últimos anos me assustou. Será que o Bolsonaro é um democrata convicto e fui eu quem interpretei tudo ao contrário? Também não virei o Ray Charles!

BOBAGENS ALEATÓRIAS

Mas o negócio não parou nos olhos, ficou bem pior, pois foi só aí que saquei que devo ter forçado a barra em tantas situações, devo ter passado tanto ridículo, que estou recluso tem dois meses, com medo de encontrar alguém que tenha me visto numa situação dessas. Só em boate pra jovem com vinte e poucos anos devo ter ido umas dez vezes. Chegava lá, sabia que o pessoal era mais novo, mas tinha aquela certeza estúpida de que dava pra passar batido.

Quanto pós-adolescente não deve ter comentado com o amigo sobre o tiozão maluco que insistia em dançar no meio da juventude, achando que estava nos *Embalos de Sábado a Noite*? Ó céus, por que minha mulher não avisou isso antes? E os drinks coloridos que teimei em ostentar, tentando me fazer *cool* entre a juventude? Será que algum deles tinha aquele guarda-chuvinha cafona pendurado na borda do copo? Aperol Spritz, manda dois!

Não parei por aí, parece que a visão restituiu todos os meus sentidos, deixando claro que fiquei surtado por quase uma década. Quantas vezes não trajei bermudas da Quiksilver colorida da época em que era surfista, achando que era supernormal um quase cinquentão fazer isso? Isso tudo invariavelmente com as minhas havaianas nos pés, uma camiseta surrada e um relógio de atleta, com toda aquela parafernália que não tenho a menor ideia de como funciona.

Em profunda crise existencial, passei a me questionar entre duas opções: a reclusão total ou se não seria melhor abandonar os óculos e ficar mais uma meia dúzia de anos vivendo meu canto do cisne como garotão — só pra mim, melhor dizendo. Acho que vou me jogar nessa última alternativa mesmo, afinal de contas, eu não enxergava ninguém olhando pra mim atravessado. Aliás, de verdade, eu não enxergava era nada! Como diz o batido ditado, o que os olhos não veem...

O IMBECIL
SUBIU NA BALANÇA

Acordei todo animado com um título pronto pra colocar minhas rasuras no computador. Tinha achado o máximo desenvolver a ideia sobre o "imbecil oculto", mas fui abatido logo após o primeiro xixi do dia, quando olhei o famigerado celular e li a mensagem de um amigo descrevendo as linhas gerais de um reality show sobre o peso. Até a balança o debochado já tinha encomendado. Sucumbi sem grande hesitação.

Reality show mexe com coisas que nem o diabo explica, prende o espectador da pior maneira possível, como condenado à pena de morte ansioso pra sentar na cadeira de fritura cerebral. O *Pesagem dos Famosos* tinha até sistema de bonificação para o número de quilos perdido, dando, na primeira versão, cem reais para cada mil gramas exterminadas. O negócio realmente era promissor e marcamos de nos reunir para iniciar o roteiro, mas já sabendo que teremos mais uma ideia milionária pronta para ir para o além.

Independentemente se vai ou não virar série da Netflix, com Globo de Ouro garantido por melhor roteiro original, fiquei refletindo sobre essa necessidade meio indecifrável de nos apegarmos a esses programas horrorosos. Qual é o motivo de salivarmos vendo a exposição das entranhas humanas? Não tenho dúvidas de que o lado mórbido é dos mais salientes do ser humano. É uma coisa que remete ao nosso primitivismo, a nossa sede por desgraça.

BOBAGENS ALEATÓRIAS

Prova disso é que o atual BBB, um verdadeiro campeão de audiência, que deve estar na versão 198, anda meio caído, gerando pouca conversa. Sabem por quê? Fui informado de que ninguém arruma confusão lá dentro, as fofocas andam meio em baixa e as brigas saíram do cardápio. Culpa do tal do Pedro Scooby, que entrou na história cheio de paz e amor, cultivando mais amizades que o João Paulo II, o Papa Popstar. Já ouvi que tem gente querendo rebatizar o surfista de Pedro Tereza de Calcutá.

Mas essa nossa morbidez não encontra limites e frequentemente sai das quatro linhas da TV, invadindo o mundo real. Querem ver só? Se um batedor de carteira por acaso é pego na corrida, vai sofrer linchamento de qualquer transeunte que estiver passando pelo local. Vai ser mais maltratado que bola de jogo de várzea em dia de chuva. E ai de quem sugerir dar uma trégua pro meliante, que pode acabar correndo mais risco que o próprio infrator. Nem ouse puxar um discurso pautado nos direitos humanos, porque vai sobrar pra você. "E se fosse com a sua filha?".

O caso mais notório de nossa sede sanguinolenta é acidente de carro. Tem personagem de tudo quanto é jeito numa cena dessas, desde os que param para dar uma olhadinha, aos que se envolvem na situação com mais ardor que familiar. Dá até pra achar que o cara ali chorando sentado na calçada é o pai da vítima. Que nada! Era só um motorista que resolveu incorporar um santo sofredor qualquer, talvez um São Sebastião da vida.

Curioso é que nunca para no local um médico, um enfermeiro ou alguém ligando pra ambulância. E mais curioso ainda é o fato de que o engarrafamento se alastra para a pista oposta. Teve batida no sentido Rio-Niterói? Congestionamento de nove quilômetros para o Rio! Sei lá, devo ser meio estranho, não curto muito essas atrocidades, fico constrangido de olhar sem nem tentar ajudar. Mas se alguém ousar lançar antes de mim o finado *Pesagem dos Famosos*, eu viro bicho, hein? Vocês não conhecem os meus advogados.

O BURRO
COM OPINIÃO

Disse de antemão que tinha ficado com a ideia de um título para as minhas mal traçadas linhas, não disse? Era o imbecil oculto, espécime que tem se proliferado mais rapidamente que a nova variante da covid, a Deltacron-omini-vip-xp-ze-49 — calma que a vigésima dose de reforço dá conta dela. É um ser que floresce na penumbra, alimenta-se de chorume e absorve o primeiro preconceito sentido no ar.

É verdade que essas criaturas costumam andar meio submersas nos pântanos, envergonhadas do semblante monstruoso que ostentam, mas basta um leve sinal de solidariedade para elas emergiram com toda a sua suntuosa estupidez. E parece que esse momento chegou, porque nunca tinha reparado em tantos imbecis (não mais) ocultos espalhados por aí.

O advento exato dessa eclosão é difícil precisar, pode ter acontecido na nova era czarista russa ou no período trumpista, sei lá, mas se alastrou no Brasil com o advento do coronelismo moderno, também conhecido pela alcunha de bolsonarismo. O autoproclamado mito chegou para dar voz àqueles seres que temiam a ridicularização ao falarem em público. Como bons esquizofrênicos, tenho certeza de que conversavam sozinhos, alimentando toda a sorte de idiotices que uma pessoa pode ter.

BOBAGENS ALEATÓRIAS

Acabou a moleza para o pessoal que procurava se equilibrar entre conceitos democráticos, direitos humanos e combater racismos, eles chegaram vomitando com orgulho a raiva acumulada nas últimas décadas. O imbecil oculto agora tem um guru espiritual no mais alto posto do Executivo e com isso podem vociferar os maiores absurdos que uma mente é capaz de elaborar.

Meu pai gosta mais do termo burro com opinião, mas o que importa é que eles tomaram de assalto as ruas do país e não se constrangem em propagar mentiras e alardear insultos, como quem come uma singela pipoca no cinema. Essa legião imbecil colocou novamente em pauta assuntos que já pareciam ter ficados pra trás, como casamentos homoafetivos, racismos e outros "ismos" estarrecedores.

É a galera que fica sabendo de um estupro e busca logo descobrir o tamanho da saia que a vítima usava. Cinco dedos acima do joelho já dá motivos para o crime. Outros traços marcantes do burro com opinião são a teimosia e a mania conspiratória. Você pode se esgoelar tentando mostrar que o mito deles foi eleito pela urna eletrônica que o sujeito não arreda o pé da certeza de que o utensílio tem culpa no cartório.

Não adianta em nada tentar argumentar que o Brasil foi entregue quebrado pela ditadura, com hiperinflação e dívida externa avassaladora, que essas criaturas almejam o retorno do que eles gostam de chamar de redentora. Não importa apontar os exemplos de corrupção, o fisiologismo escancarado ou o loteamento do Estado, eles desdenham das informações como quem ignora uma criança fazendo pirraça.

O único caminho que vejo pela frente é seguir acreditando que isso faz parte de um ciclo passageiro, que é insustentável ser imbecil por tanto tempo, que é comum ao mundo viver períodos de escuridão, seguidos pela luminosidade. Ou, ao menos agora, simplesmente talvez seja mais fácil levar a ferro e fogo a máxima que afirma que com burro não se discute. Inhóóó, inhóóó!

DUAS AQUÉM
DO IDEAL

Perguntei ingenuamente pra minha mulher se dava pra escrever sobre a falta de sexo global. Queria muito fazer uma paródia com a frase atribuída a Humphrey Bogart que dizia que "a humanidade está sempre duas doses abaixo do normal". Fiquei hesitante com a resposta, mas resolvi seguir adiante e desafiar um pouquinho o moralismo vigente. Mas só um pouquinho.

Pensei em fazer troça dizendo que a humanidade estaria duas transas aquém do ideal, provocando humoradamente com um tema considerado meio espinhoso. Na minha tortuosa cabeça, quem faz bastante sexo não tem energia suficiente pra pensar em invadir um país — ah, se Eva Braun fosse viva. Na verdade, o satisfeito sexualmente tende a arrumar menos confusão, seja onde for. O que ele quer mesmo, fora o cigarro imediato após o ato, é, no máximo, encontrar os amigos pra contar suas recentes peripécias.

Não tive como evitar a cilada e ter a certeza imediata de que o Putin anda comparecendo pouquíssimo nos aposentos da sua senhora — ia emendar um trocadilho aqui com o feminino de Putin que me renderia um processo ou fuzilamento. Se procurasse mais a patroa, a guerra com a Ucrânia não tinha atravessado a fronteira. Os tanques sequer teriam saído da garagem e as ogivas continuariam esquecidas nos silos soviéticos.

Também não deu pra deixar de fora o nosso querido capitão, o orgulho nacional da virilidade, o hétero com agá gigantesco, o homem que já disse com todas as letras que usava o auxílio-moradia "pra comer gente". Pô, desculpem a sinceridade, mas a face austera repetidamente ostentada pelo macho número um do Brasil não é a de quem anda molhando o biscoito com frequência. Molhando com leite condensado público, nesse caso açucarado.

Foi aí que veio à cabeça uma reflexão acerca do moralismo e toda a sua deturpação, com nuances tupiniquins de fazer corar sadomasoquista profissional. Somos o país do deputado com dólar na cueca, ora bolas! Também somos a nação dos pastores pedindo propina em ouro! Notem bem, esses dois arroubos têm clara conotação sexual, o primeiro com a vestimenta íntima e o outro com um religioso (tá bom, forcei meio a barra, mas só para efeitos dramatúrgicos).

Então por que falar explicitamente de sexo causa espanto? É o moralismo, idiota! (perdoem mais essa paródia, não resisti). Sério, qual é o problema se eu usasse duas trepadas em vez de duas transas no meu trocadilho inicial? Qual choque ainda sentimos quando um amigo mais espevitado lança um assunto com conotações sexuais, ainda mais num país que se ufana de ter eleito um presidente comedor?

Confesso não ter uma resposta absoluta, nunca me propus a bancar o dr. Freud, até porque ia ficar viciado em cocaína e esquecer a psicanálise. O que posso dizer, com toda a simplicidade ingênua, é que o nosso pudor é seletivo, escolhendo sem quaisquer critérios o que pode e o que não pode. É que nem aquele programa do Silvio Santos em que o cara ficava com os ouvidos tapados e ia respondendo sim ou não sem ter a menor noção da pergunta.

— Você quer ficar numa ilha deserta com a Gisele Bündchen? — provocava Silvio.

— Não — respondia o convidado.

— Você quer passar duas noites com o Bolsonaro no apartamento funcional em Brasília? — lançava novamente Silvio.

— Sim!

Opção pelo riso

Nunca deixo de pensar se sou do contra e excessivamente debochado ou se falta risada no mundo. Como questionador nato, não vou dar o braço a torcer e aceitar as formalidades como o padrão a ser seguido. Simplesmente não consigo, me incomoda profundamente lugares sérios, incapazes de tolerar uma boa tirada ou uma piadinha inocente. Sim, sou aquele cara que não cala a boca em uma cerimônia religiosa, seja casamento, batizado ou funeral.

Sempre me pergunto onde está escrito que é preciso ser sisudo para passar alguma informação acurada, precisa ou até séria. Por que alguém de bermudas e chinelos não pode ter a mesma credibilidade que um sujeito de terno, barba feita e sapatos brilhantes? Não faz sentido encarar as coisas com tanto peso e deixar de lado o que nos traz prazer e dá algum alento à vida. Quero rir o máximo possível, ter dores na costela e levar as coisas numa boa.

Fica muito mais presente na cabeça o que é contado com humor, gerando reflexões sem carregar o fardo de uma notícia pesada, com expressões tristes na face. Tentem introduzir um assunto polêmico fazendo o entorno sorrir para testar se não fica muito mais palatável para a audiência. O riso redime, provoca sem causar constrangimento, possibilita o proibido, nos torna mais aptos a pensamentos mais profundos e sofisticados.

Com certeza isso tudo só pode ter sido culpa de algum monarca ou governante sem graça, que não sabia conduzir com

BOBAGENS ALEATÓRIAS

leveza uma história, levando os ouvintes ao desespero. Se me possibilitassem escolher o próximo presidente do Brasil, colocaria um humorista no poder. Produzir humor exige mais inteligência que se imagina e em caso de alguma barbeiragem governamental teríamos ao menos uma divertida explicação do ocorrido.

Precisei pesquisar alguma frase para embasar a minha defesa intransigente do riso e achei a do Arthur Schopenhauer, que diz que "o bom humor é a única qualidade divina do homem". Mandei bem, né? Achei algo ainda mais profundo do que precisava. Para fechar o caixão, também vale a citação de Oscar Wilde, afirmando que "a vida é muito importante para ser levada a sério". Tô mais bem acompanhado do que tinha imaginado, rindo mais que uma hiena em crise de riso. Por hoje é só, pessoal.

O PROTÉTICO E ERETO EXÉRCITO BRASILEIRO

Tem um quadro radiofônico do jornalista José Simão chamado Piada Pronta, que é quando algo por si só gera risos e não demanda explicações. É como se um médico urologista se chamasse Armando Pinto, ou um motociclista tivesse como nome de batismo Anderson Honda. Pensei nessas bobagens com a recente descoberta das compras realizadas pelo exército brasileiro.

Parece que o pessoal fardado andou comprando sessenta próteses penianas, variando entre 10 e 25 centímetros! A brincadeira — ou orgia, se preferirem — saiu pela bagatela de cerca de 3,5 milhões de reais. E a piada pronta fica na medida de cada bicho, ou alguém tem dúvida de que 25 centímetros é a prova cabal de que o exército quer entrar fundo na sociedade brasileira?

Pera lá, dirão alguns, já se adiantando na defesa dos nossos cabos, praças e outros oficiais de potente (são 25cm, ora bolas!) patente. Calma aí, direi aqui, não tenho interesse algum em me meter na frente de um canhão desses, mas também não posso deixar passar essa oportunidade ímpar (são 25cm!) de meter o pau nessa festa à la Calígula, digna de deixar Tom Cruise virginal em *De Olhos Bem Fechados*.

Para não acharem que há implicância nessas bandas, confiram a sequência da licitação do exército: 35 mil comprimidos de viagra também foram camufladamente adquiridos! Dá pra notar claramente que o projeto militar é entrar fundo e com muita dureza no cotidiano do país. Isso com a pressão nas alturas, deixando a cabeça bem avermelhada.

É dessa vez que realmente vamos poder apreciar a ditadura com todos os prazeres negados na versão dos anos de 1960. Com um bom publicitário, tortura agora vai ser visto como expressão máxima do sadomasoquismo moderno. E ainda tem gente que duvida do nosso poderio bélico. *Brasil vai lançar um foguete, Cuba também vai lançar. Lança, Cuba, lança, quero ver Cuba Lançar.* Não me aguentei e tive que lançar a marchinha.

Fico todo acabrunhado aqui com o assunto, não tenho necessidade em desmoralizar nossas forças armadas, mas não dava pra deixar passar batido, ainda mais no momento em que veio à tona as gravações comprobatórias dos castigos físicos praticados durante os anos de chumbo. Há coisas terríveis gravadas, como a história de uma mulher grávida que levou choques na genitália, perdendo a bebê tempos depois. Tem muita gravação sinistra registrada por cerca de uma década, expondo as entranhas de um regime absolutamente condenável.

A única maneira de o exército entrar numa relação consentida com a população brasileira é justamente fazendo a *mea culpa*, pedindo perdão pelas atrocidades cometidas nos seus mais de vinte anos no poder. Não vai ser comprando prótese peniana e viagra que eles vão conquistar nossos corações. Nem se o próximo ministro da Defesa se chamar general K.Y. Brocha Naro. Está aí outra piada pronta pra vocês.

LÁ VEM ÁGUA

Domingo desses, um dia depois da tradicional enfiada de pé na jaca do sábado, resolvi dar uma arriscada em *Cobra Kai*, uma produção da Netflix que tenta se aproveitar do ícone de Daniel San & Cia, pessoal muito conhecido dos anos de 1980. A série é de quinta categoria, mas isso nem vem ao caso, o que aconteceu foi que me vi aos prantos vendo um Ralph Macchio dando uns chutes ultrapassados, uns socos sexagenários, totalmente decadente.

Resolvi mudar de programa e achei um filme holandês um nível abaixo da série dos caratecas, uma coisa bem pavorosa mesmo, quase uma produção caseira. Fiquei lá, insistindo em *Capitã Nova* e, conversa vai, conversa vem, percebo brotar mais umas lágrimas nos olhos. Mudei rápido para um desenho e as malditas gotículas se acumularam, agora escorrendo nas minhas bochechas. Chorar vendo *Megamente* não dá!

Já tinha percebido umas coisas estranhas nos domingos anteriores, mas ainda não havia me tocado do fenômeno que me acomete pós-maratona alcoólica, embora soubesse que ficava meio meloso, carente até, no *day after*. Mudei correndo para o jornal e dei uma conferida na coluna da Dorrit Harrazim, que falava algo sobre a Páscoa, fazendo paralelo com umas atrocidades bolsonaristas. Antes do segundo parágrafo, tchan, tchan, tchan, quem é que soluça lendo colunista do Globo? Meu Deus, virei uma manteiga totalmente derretida, daquelas que ficam na mesa do café pegando sol até o meio-dia.

BOBAGENS ALEATÓRIAS

Controle na mão direita, agilidade máxima na ponta dos dedos, voei para o canal de esportes, certo de que ali não tinha erro, era a chance de me livrar do mal dominical do coração partido. Retrospectiva do Zico, meu grande ídolo do Mengão, símbolo da última era do futebol arte no Brasil, aí até me dei um desconto e achei justo derramar um chorinho vendo aquilo. Cada golaço, cada drible e cobrança de falta que acredito que também teria dado uma chorada em dia normal.

Mas já estava de saco cheio de ficar segurando soluço, como se tivesse acabado de perder um parente próximo ou acabado de receber a notícia da reeleição do Bolsonaro, com maioria bolsonarista eleita nas duas casas parlamentares. Pensei alguns segundos e lembrei que o Telecine Cult podia ser uma boa opção pra me livrar da minha sina.

De Volta Para o Futuro I estava bem na parte em que Marty McFly tinha acabado de dar um soco no grandão do Biff e transformado um carrinho de rolimã no primeiro skate da história. Pô, eu tinha nove anos quando o filme foi lançado, devo ter visto, sem sacanagem, umas trinta vezes, não tinha como me conter revendo aquilo, ainda mais num domingo.

Olhei o relógio e vi que já estava no meio da noite, por volta das dez da noite, era só aguentar mais um pouquinho que a tormenta estava para acabar. Foi quando resolvi dar um pulo na Apple, sei que lá rola uns filmes novos, alguns bons até. Tinha o último do Clint Eastwood, nosso exemplo de homem duro, diria até o último galã com alma de caubói. Como grande artesão, ele sempre primou por papéis de durão, sobretudo quando encarnou William Munny em *Os Imperdoáveis*, filmaço da década de 1990.

E não é que depois dos noventa anos o renomado ator resolveu rever a postura viril que o acompanhou a vida inteira? *Cry Macho*, eu disse *Cry Macho*, era o título do mais recente Clint.

Sacanagem, né? Se não me engano, comecei a chorar lendo o nome do filme, ainda na hora da compra. Mas lá no fundo eu percebi que se até Clint Eastwood se permite expor o seu lado doce, quem sou pra reclamar de uma mísera choradeira uma vez por semana. Buá-buá-buá.

RONCA ALTO, BEBE MUITO E TEM BANCO DE COURO

Quando se entra num salão de concessionária, o cliente vê num totem ao lado do carro os itens de série todos dispostos em uma lista. Tem lá motor 2.0 diesel, banco de couro, faróis de led, sistema *stop & go*, um monte de coisas especificando o modelo em questão. A escolha é feita com base naquilo que realmente importa, não dando margem para muitos erros. Se resolveu comprar carro com oito cilindros é porque sabe que vai deixar metade do salário num posto Ipiranga.

Fiquei pensando no assunto e cheguei à conclusão de que seria muito melhor se todos nós também nos apresentássemos num primeiro encontro com uma prancheta sob o braço, expondo nossas qualidades e defeitos, dando chances a outra parte de saber exatamente o bem que está adquirindo. A coisa seria mais simples que se pensa e daria a oportunidade de não termos que devolver ao fabricante o modelo selecionado. "A Sra. me perdoe, mas o seu filho ronca muito e não posso mais ficar com ele".

Ainda antes de iniciar qualquer conversa, seriam trocadas as listas e teríamos alguns minutos para seguir adiante ou cair fora. Brinquei disso algumas vezes e fiquei chocado com as respostas das pessoas. Já ouvi fulano de tal elencando como os cinco principais itens de série (1) ser rico, (2) ter família boa, (3) saber se comportar em público, (4) ser um pai dedicado e (5) se dar bem com a outra família.

Minha resposta ao ler uma ficha dessas seria cravar "nenhuma das respostas anteriores", a famosa NRA em uma prova ou anular a questão. Até aceitaria ser rico, faria esse esforço numa boa; mas não teria condições de responder pelos meus entes queridos, embora os ache tranquilos, definitivamente não nasci capaz de me comportar publicamente. Acho que criança tinha que pular dos cinco para os vinte anos; e não tenho propensão nenhuma em ficar fazendo social com família, mal suporto as datas obrigatórias da minha.

Por outro lado, vi gente mais malandra buscando elencar valores mais elevados, tais como ser honesto, inteligente, gentil e outros do mesmo gênero. O problema é que são todos intangíveis, incapazes de pôr em prática no dia a dia, ou alguém consegue realmente mensurar o critério gentileza ou inteligência? Eu sei que não consigo!

Muita gente julga Steve Jobs gênio, eu, por exemplo, acho que não passa de um excelente gerente, com péssimos hábitos higiênicos e com um pé na tirania. Gênio pra mim é Einstein ou Mozart, nunca um Elon Musk, um cara célebre por produzir carro elétrico no século XXI! Se ainda fosse cem anos antes, vá lá. Jeff Bezos na minha cabeça tresloucada é dono de uma empresa de transportes. Zuckerberg está na mesma categoria de Orkut Buyukkokten. Sim, o Orkut levou o nome do seu fundador. Alguém considera esse último gênio?

Voltando aos famigerados cinco itens, deduzi com toda a simplicidade que o negócio é focar nas coisas mais banais, que permeiam o cotidiano de forma mais avassaladora que se possa imaginar. Nada de preencher a fichinha pensando em agradar ao examinador. Coloca lá que não suporta ronco, detesta fumante e precisa de alguém meio louco. É assim que se faz para buscar alguém que fique ao seu lado pra sempre, ou ao menos perto disso.

BOBAGENS ALEATÓRIAS

Querem saber os meus critérios mundanos? (1) Minha parceira precisa ser notívaga, tendo como subitem detestar acordar cedo; (2) precisa beber em quantidades industriais; (3) tem que ter um senso de humor bastante elástico, comportando inclusive piadas de gosto duvidoso; (4) ter tolerância ao meu tabagismo; (5) e me amar como se eu fosse o oxigênio dela, embora fosse mais fácil dizer simplesmente suprir minha carência. Mas também não sou de ferro e quis dar uma floreada na minha listinha.

ANOTA NA HORA

Não tenho certeza se é só a minha cabeça, se sou meio relapso ou se tem mais gente com o mesmo problema, mas apago da minha memória uma quantidade inacreditável de coisas, das mais relevantes às mais triviais. E olha que não tenho a obrigação de gravar tantos itens diariamente, preciso lembrar no máximo de quatro ou cinco funções.

É tão ridícula essa amnésia recente que chego a ficar com raiva de mim mesmo, procurando por horas no abismo cerebral em que foi parar aquela informação. Funciona em situações absolutamente triviais, como quando estou sentado conversando no sofá e minha mulher pede para eu lembrar que ela precisa tomar um remédio em meia hora. Respondo sem pestanejar que ela não precisa se preocupar, que é lógico que vou recordar o que pediu.

Migramos para o quarto e ela me pergunta o que tinha solicitado vinte minutos antes, faço rodopios com a minha massa cinzenta, giro os olhos como se estivesse possuído, como num dos filmes *O Exorcista*, busco recordar por ordem alfabética e o desgraçado do meu computador orgânico não dá o menor sinal de vida. Simplesmente apago da existência a lembrança de três míseras palavras: "lembrar do remédio".

Pô, se ainda tivesse que decorar um soneto de *Os Lusíadas* ou uma citação completa de *Hamlet*, até dava pra dar um desconto, mas três palavrinhas pra lá de triviais é de deixar irritado qualquer um. Também se fosse só a lembrança dos tais remédios, não teriam grandes contratempos, mas sofro de amnésia, sobretudo com os temas para os meus rabiscos diários.

Nem sei dizer se as ideias eram tão boas assim, até porque apaguei completamente do universo o que tinha pensado em colocar aqui. Fica somente aquela sensação pavorosa de que tinha bolado um tema digno do Nobel de literatura ou um Pulitzer qualquer, mas por uma trapaça cósmica sobrou falar da minha incapacidade cerebral. E lá se vai mais uma chance de trazer alguma satisfação a um leitor disposto a gastar preciosos minutos com um desmemoriado.

Por outro lado, surge a desculpa eterna de afirmar que não tenho culpa no cartório, tudo isso é fruto de algum problema congênito e vocês precisam ter paciência com uma pessoa desprovida de uma faculdade humana básica. Sou incapaz e ponto final ou alguém vai ter coragem de bater num ser acometido por um distúrbio tão devastador, digno de piedade?

Foi por isso que estou tendo que passar a andar com meu famigerado celular coladinho em mim, pois agora estou incorporando ao meu dia a dia a mania de anotar nele as tarefas e ideias que preciso executar. Só um detalhe: tenho certeza de que as melhores ideias surgem sempre nos minutos que precedem o sono e nesse momento já estou embrulhadinho no meu edredom, pronto para iniciar minha rodada de roncos.

E o celular, onde está nessa hora? Carregando num longínquo e gelado banheiro. Não vou lá nem que a vaca tussa e deixo mais um Pulitzer escapar entre os dedos mais uma vez. Afinal, uma bela dormida vale muito mais que uma simplória caixinha na minha empoeirada prateleira.

DINOSSAURO COM CORPINHO DE ATLETA

Fui lá, meio receoso, num já receoso Carnaval fora de época, em pleno abril, checar se os roqueiros da minha adolescência ainda valiam o ingresso. Entrei e dei logo de cara, num dos amplos telões instalados na Marina da Glória — outro espetáculo à parte —, com a Marina Lima cantando de top, com a barriga de fora, um de seus hits quarentões, ainda cheio de gás. *Meu mundo você é quem faz...* Maior barato.

Foi quando ouvi entre a multidão o comentário de que supostamente seria um absurdo uma coroa ousar cantar mostrando o abdome, ainda mais com aquela idade. Pensei exatamente o contrário, quase colocando pra fora um texto em defesa dela, mas me contive e falei comigo mesmo: "ela tá com quase 70 anos, com a voz em dia, e ainda ostenta disposição pra colocar muita garotinha no chinelo. Deixa o maluco falar o que quiser. Por mim, pode colocar até os peitos de fora, tá merecendo", é *rock and roll!*

Animado com a visita ao passado, resolvi reaparecer por lá dois dias depois, para me arrebatar de vez com o resto dos meus heróis (quase) jurássicos. Dou logo de cara com Evandro Mesquita, com sua eternizada Blitz e uma série de canções marcantes, que quem tem mais de quarenta sabe de cor e salteado. *Blitz documentos (ué, só temos instrumentos)* energizou a galera local, botando muito coroa pra sacudir as próteses de quadril e joelho. Dá até medo pensar nesse pessoal acordando no dia seguinte, procurando telefone de ortopedista.

BOBAGENS ALEATÓRIAS

Fiquei curiosíssimo em saber a idade dele, fui rapidamente no Google e descobri eufórico que o Evandro já está com setentinha. Na boa, chegar a essa idade esbanjando disposição e com um visual garotão é tudo que um cara trinta anos mais novo pode desejar. Além disso, ainda ouvi alguém comentar, com toda a razão, que ele incorpora o tipo totalmente carioca, despojado, com senso de humor, exatamente aquilo que nos faz orgulhosos de ter nascido por essas bandas.

No meio da madruga — está valendo soltar umas gírias de época — entra no palco Paulo Ricardo com o seu *olhar 43, aquele assim, meio de lado* pra arrebentar os últimos parafusos de um monte de perna capenga se arrastando pela plateia. Confesso que achei o repertório do RPM mediano, com quatro ou cinco destaques, mas isso já era assim no seu auge, e o que importa é que o cara tá com uma cabeleira digna de soldado inglês na porta do palácio de Buckingham.

Até acredito que o rapaz tá colocando uma tinta no cabelo, mas é melhor não comentar – mil perdões pelo trocadilho desvairado. Mas isso também não importa, o que vale é que é outro sessentão voando madrugada adentro, mostrando que esse papo de calçar as pantufas depois dos cinquenta, pegar neto na porta da escola e sentar na poltrona aos domingo assistindo Fantástico ficou pra trás.

Dava pra continuar essa listagem, escapando um pouco do show na Marina da Glória, enumerando o pessoal coroa que ainda tá bombando, porque tem o Mick Jagger, que tá com os dois pés nos oitenta e visual vinte anos mais jovem. Aí tem o Keith Richards, nascido exatamente no mesmo ano do parceiro, mas que parece ter estudado na mesma sala do Tutancâmon, sendo uns mil anos mais velho que Jesus. Melhor não forçar a barra e parar na galera roqueira até os setenta, que já está de muito bom tamanho.

Muleta é o escambau

Tive a ideia de fazer um texto com um apanhado de frases, como a que diz "como são admiráveis as pessoas que nós não conhecemos bem", do brilhante Millôr Fernandes, mas achei fácil demais ficar citando os outros, tipo uma muleta de um cronista sem criatividade. Neguei-me veementemente a escrever mais uma vez sobre a dificuldade de achar um tema digno de nota.

Foi quando resolvi que ia me atrever por águas traiçoeiras e tentar me jogar num caminho sem roteiro, totalmente sem direção, para ver onde desaguava o corpo atordoado do (quase) autor. Pensei de imediato no modernismo e toda a sua vontade de ruptura com o que viera antes, com experimentações ao gosto do momento — perdoem a simplificação rasa de algo maior —, uma legítima tentativa de buscar coisas novas, sem exata noção do resultado final. Um Macunaíma de ácido seria uma boa definição.

Mas o modernismo ficou rapidamente para trás e me questionei: por que não escrever um parágrafo de cada tormenta que perpassa a minha cabeça? Se deu na telha falar isoladamente do Putin e o seu desvario anunciativo de uma possível guerra nuclear, coloca no papel que, se o déspota russo está com vontade de ver cogumelos espalhados pelo céu, seria melhor se tomasse um chá com algum princípio alucinógeno e fizesse sua epopeia somente na cabeça. Deve ser o maior barato guerrear sozinho, imaginando os exércitos da forma que quiser e ainda nos poupando do fim da espécie.

Fim da espécie, guerra nuclear? Quem nunca ouviu dizer que caso ecloda uma hecatombe nuclear só sobrariam as baratas? E vocês têm ideia do que veio do lado direito do meu cérebro? Gregor Samsa, sim, o personagem central de *A Metamorfose*, do Kafka, que até hoje me faz ter certeza de que era um baratão, mesmo sabendo que é descrito como um inseto de proporções avantajadas. Ainda assim um baratão, ao menos pra mim.

Também piscou mais de uma vez a frase do Einstein sobre a Quarta Grande Guerra, que diz que ela seria lutada com pedras e paus. A terceira ele deixou de lado, acho que não tinha muita noção de como seria, o que não dá pra tirar toda a razão dele, embora o velhinho que ficou pra sempre com a língua pra fora pudesse ter dado uma imaginada. Einstein e Kafka juntos, meio sem querer, me levaram ao judaísmo e a ficar pensando sobre o sionismo.

Alguém já deve ter falado isso antes, juro que nunca ouvi oficialmente, mas por que os judeus resolveram voltar para aquele pedacinho de deserto, todo conflagrado, odiado por todos os lados? Não dava pra ter escolhido uma ilhota caribenha, repleta de verde e clima tropical? Dava pra fazer uma réplica do Muro das Lamentações em uma semana, com direito a camarote, área vip e vários restaurantes. Não podia ter tentado pedir o Havaí para os norte-americanos, pelo menos tentado?

Sei que já usei esse artifício antes, mas sempre penso na música da Ana Carolina, aliás, uma simpatia de pessoa — não disse que era amigo dela, mas já visitei a sua casa —, quando chego nos momentos finais dos meus tormentos diante do computador. "É isso aí", vai, concorda, é quase um bordão quando se quer concluir alguma coisa. Então, novamente, é isso aí. Não vou nem reler as linhas alopradas anteriores, tô morrendo de medo, mas também não disse pra ninguém ter fôlego de chegar até aqui.

TOSA & BANHO

Sucumbi geral e entrei de cabeça erguida no salão chique na esquina da minha casa, desses salões de madame, que mais parecem loja do *free shop* que barbeiro de homem cortar cabelo. Simplesmente a comodidade da pouca distância falou mais alto e resolvi testar de uma vez por todas o motivo desses lugares viverem cheios a semana inteira.

Foi quase um choque de civilização a experiência, já que desde a pré-adolescência tosava a minha penugem onde meu avô ordenava, sempre com o corte mais prático possível, tipo militar progressista, na melhor das hipóteses. O objetivo nunca havia sido o estético, pelo contrário, a praticidade era o alvo, quanto menos cabelo restasse, menos chance de pegar piolho eu teria. Penteado? Era só deixar os pelos secarem ao vento.

Fui lá, sentei num equipamento moderno de lavagem da cabeça, coisa de primeiro mundo, e recebi uma massagem que sequer sabia existir. A sensação era de que uma especialista do leste europeu, treinada provavelmente pela KGB, fazendo movimentos de alguma arte marcial, reposicionava todos os meus maus tratados fios, alinhando-os aos regimes comunistas. Acho que meu couro cabeludo nunca tinha ficado tão limpo na vida e ainda estava apto a fazer qualquer confissão.

Passado o choque inicial, comecei a relaxar e perceber que o local poderia ser um bom fornecedor de material para um pretenso cronista. A mulherada realmente não parava de falar e histórias surgiam em mais quantidade que em roda de botequim, com mais

BOBAGENS ALEATÓRIAS

criatividade e volúpia. Coloquei os ouvidos no modo atenção redobrada e fui à caça de matéria-prima.

Logo de cara, ouvi uma coroa que falava sobre as propriedades da ioga, com direito a "mergulho no seu próprio eu" que a modalidade espiritual possibilitava. Pensei quietinho no meu canto que a mulher deve ter sido hipnotizada sem saber, truque de marido ciumento e engenhoso. Direcionei o meu radar para a moça que fazia pé e mão, que parecia mais pragmática e capaz de proporcionar um bom tema.

As vantagens da quarta dose contra a covid era o assunto e fiquei intrigado com aquilo, afinal, nunca li nada sobre essas "maravilhosas" propriedades, o que me fez sentir alienado e meio burro. Viajei no tópico, pensando em um monte de bobagens: será que essa dose cura alguma variedade de câncer? Poderia a Pfizer ter lançado uma vacina geral contra todos os tipos de gripe, quem sabe até rejuvenescedora? Será que eu estava diante de algum prêmio Nobel de medicina? Cortei para a próxima cadeira.

Diante de mim, uma bonita mulher recebia tratamento de diva hollywoodiana, com uma equipe inteira ao seu redor, com certeza com mais técnicos que carro de Fórmula 1 quando para nos boxes. A placidez em seu rosto, com seus olhos quase cerrados, explicava em grande parte os motivos do sucesso do salão. Invejei por alguns minutos a glamourosa cena, quase solicitando o mesmo tratamento para mim.

Nem me toquei que já tinha uma hora que estava aparando as minhas madeixas, tempo suficiente para dois cortes no meu barbeiro. Fiquei com a impressão de que estava pronto para fazer um comercial de shampoo, desses em que os cabelos ficam esvoaçantes e com um brilho de dar inveja em dono de cavalo puro sangue de filme norte-americano. Quando fui pagar a fatura, entendi que era assim mesmo que tinha que me sentir. Por 140 reais, tinha mesmo que ficar com uma peruca mais vistosa que a da Gisele Bündchen. Se segura, Tom Brady.